Gurmeet Kaur Virdi
Anil Prashar
Ravudai Singh Jabbal

Ortodontia de adultos

Gurmeet Kaur Virdi
Anil Prashar
Ravudai Singh Jabbal

Ortodontia de adultos

Redefina o seu sorriso em qualquer idade

ScienciaScripts

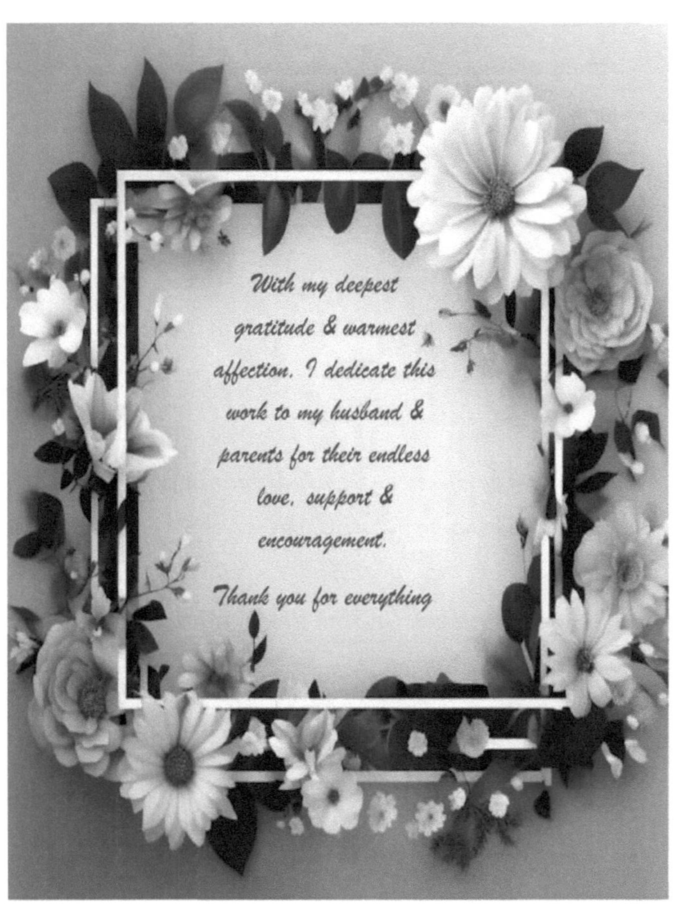

With my deepest
gratitude & warmest
affection, I dedicate this
work to my husband &
parents for their endless
love, support &
encouragement.

Thank you for everything

RECONHECIMENTO

"Juntarmo-nos é o início; mantermo-nos juntos é o progresso; e trabalharmos juntos é o sucesso."

Este percurso de aprendizagem e trabalho árduo não teria sido possível sem uma orientação e inspiração correctas.

Antes de mais, aproveito esta oportunidade para me curvar perante Deus Todo-Poderoso pela sabedoria que me concedeu e pelas bênçãos que derramou sobre mim para me permitir concluir esta dissertação com êxito.

__"Um professor afecta a eternidade; nunca se sabe onde pára a sua influência. "Não tenho__ palavras para exprimir a profundidade do meu imenso sentimento de gratidão e respeito pelo meu respeitado professor, supervisor e guia, __Dr. Anil Prashar, Professor e Diretor__ do Departamento de Ortodontia e Ortopedia Facial, Desh Bhagat Dental College & Hospital, Mandi Gobindgarh, pelo seu generoso interesse, supervisão, escrutínio imaculado e pelas suas valiosas sugestões durante a realização deste projeto. O seu apoio infalível, os seus esforços incansáveis, a sua orientação inabalável e o seu encorajamento constante permitiram-me realizar este trabalho da melhor forma possível.

Tenho o privilégio de expressar a minha sincera gratidão à minha respeitada professora e co-orientadora __Dra. Gurpreet Kaur, Professora__, Departamento de Ortodontia e Ortopedia Facial, Desh Bhagat Dental College & Hospital, Mandi Gobindgarh. A sua orientação inestimável, o seu apoio, a sua inspiração, o seu contributo académico e o seu encorajamento constante permitiram-me realizar com êxito esta dissertação.

Estou sinceramente grato à minha respeitada professora, **Dra. Sukhpal Kaur, Professora**, *Departamento de Ortodontia e Ortopedia Facial, Desh Bhagat Dental College & Hospital, Mandi Gobindgarh, pelo seu apoio, encorajamento constante e orientação valiosa durante este projeto.*

Aproveito esta oportunidade para manifestar a minha sincera gratidão à minha respeitada professora, **a Dra. Rajdeep Kaur, leitora** *do Departamento de Ortodontia e Ortopedia Facial do Desh Bhagat Dental College & Hospital, Mandi Gobindgarh. Estou-lhe grato por ter examinado cuidadosamente o texto, por ter feito sugestões inestimáveis e por ter demonstrado um grande interesse por este trabalho.*

Estou sinceramente grato ao **Dr. Navpreet Singh, Professor,** *Departamento de Ortodontia e Ortopedia Facial, Desh Bhagat Dental College & Hospital, Mandi Gobindgarh, pela sua ajuda e orientação.*

Devo uma profunda gratidão ao **Dr. Pancham Aggarwal,** *que tem sido uma fonte constante de inspiração. Estou-lhe extremamente grato pelo seu contributo científico, orientação valiosa e apoio em todos os momentos. Ele e os membros da sua família sempre me apoiaram com as suas mãos sempre que mais precisei.*

"Nem todos os professores merecem ser chamados de professores, porque esse título está reservado para os grandes professores como tu". *Quero expressar a minha mais profunda* *gratidão a um professor, chefe, líder e amigo maravilhoso, **o Dr. Nitin Sethi, Professor e Diretor do Departamento de Dentisteria Protética do HIDS**. O conhecimento e a sabedoria que me transmitiu foram uma grande ajuda. Acredito que o meu sucesso se deve, pelo menos em parte, ao seu apoio e orientação sinceros. É verdadeiramente um grande mentor, difícil de encontrar, difícil de separar e impossível de esquecer.*

*Como diz o ditado **"Nunca te esqueças das mãos que te criaram"**, devo a minha mais profunda gratidão aos meus pais, **Dr. Jaspinder Kaur, Sra. Balbir Kaur, Sr. Brijinder Pal Singh e Sr. Prem Sagar**, que têm sido uma fonte constante de inspiração, força e amor incondicional ao longo da minha vida. Sem eles, eu não teria sido a pessoa que sou hoje. Obrigado por serem o vento sob as minhas asas.*

*Quanto ao meu marido, **o Dr. Ravudai Singh, é-me** difícil exprimir o meu apreço, porque é ilimitado. Ele é o meu animador mais entusiástico, o meu melhor amigo e um marido fantástico. Estou-lhe grata por ele ter abdicado de tanta coisa para fazer da minha carreira uma prioridade nas nossas vidas.*

*Um agradecimento especial aos meus pilares de força, o meu irmão **Gurkamal Singh,** a minha cunhada **Monika** e uma menção especial ao meu sobrinho **Arshveer Singh** pelo seu amor e carinho durante todo o processo.*

*John Lenon disse-o melhor: **"Safo-me com uma pequena ajuda dos meus amigos"**. "Não há palavras para descrever a emoção que sinto quando cito os nomes dos meus queridos e amados amigos **Dr.***

*Sahil, **Dr. Disha, Dr. Heena, Sr. Anuj, Dr. Navkiran, Sr. Jaskeerat** e **Dr. Daljeet** pelo seu apoio e amor constantes.*

*Agradeço aos meus colegas Dr. **Navisha, Dr. Avkash** e às minhas queridas amigas **Dr.ª Amanjot Kaur** e **Dr.ª Laima Zehra** pelo seu apoio, críticas valiosas, sugestões e companheirismo infalível.*

Por último, mas não menos importante, estendo a minha gratidão a todos os membros da instituição e da direção e, muito pertinentemente, ao pessoal sem o qual esta dissertação não teria sido possível.

...Dr. GurmeetKaur Virdi

Índice

INTRODUÇÃO

A ortodontia para adultos é um campo em rápido crescimento e, nas últimas duas décadas, tem-se registado um aumento notável da procura de tratamento ortodôntico por parte dos adultos. Este facto pode ser atribuído à melhoria dos serviços dentários e a uma maior consciência dentária entre os pacientes adultos. É provável que este aumento continue no futuro, à medida que se desenvolvem aparelhos esteticamente mais aceitáveis e se reduz o estigma social associado aos adultos que usam aparelhos ortodônticos visíveis.[1]

Os cuidados dentários para adultos devem proporcionar uma dentição permanente com um periodonto saudável, uma função mastigatória óptima e uma estética agradável. Uma vez que muitos pacientes adultos apresentam problemas orais complexos que requerem tratamento em várias especialidades dentárias, a ortodontia torna-se normalmente parte integrante do plano de tratamento para atingir este objetivo. Assim, um número crescente de pacientes tem sido encaminhado para o especialista em ortodontia. A profissão de ortodontista, perante este novo desafio, tem reagido positivamente. Os académicos de ortodontia sublinharam a necessidade de mais conhecimentos básicos e documentação antes de recomendar a ortodontia para pacientes adultos. Como resultado, na última década, registou-se um aumento dramático na investigação e nas observações clínicas relativas ao tratamento ortodôntico de adultos.

Em 1971, Levitt[2] afirmou que o número de adultos com mais de 21 anos de idade submetidos a tratamento ortodôntico iria duplicar durante a década de 1980. Antes de 1970, aproximadamente 5% dos pacientes ortodônticos americanos eram adultos. Na década de 1980, estimava-se que os adultos representavam 20-25% dos pacientes ortodônticos. Khan e Horrocks[1] (1991) afirmaram que o aumento da procura de tratamento ortodôntico por adultos pode ser atribuído à melhoria dos serviços dentários e a uma maior consciência dentária entre os pacientes adultos.

A ortodontia do adulto preocupa-se em encontrar um equilíbrio entre a obtenção de um contacto proximal e oclusal ótimo dos dentes, uma estética dentofacial aceitável, uma função normal e uma estabilidade razoável. No adulto, a Ortodontia preocupa-se mais frequentemente com a adaptação fisiológica e está muitas vezes relacionada com os sintomas, ao passo que na criança a preocupação é com os sinais.[3] Levitt (1970)[2] afirmou que a diferença básica é que, nas crianças, temos que nos preocupar com o movimento dentário mais o crescimento, enquanto nos adultos estamos lidando estritamente com o movimento dentário. Não podemos contar com o crescimento para nos ajudar (ou atrapalhar) a atingir os nossos objectivos de tratamento.

Ao considerar o tratamento em adultos, o ortodontista pode ser confrontado com vários desafios. Em primeiro lugar, o crescimento é nulo ou muito reduzido e as quantidades mínimas de crescimento que ocorrem não têm qualquer influência no resultado do tratamento ortodôntico. Este facto torna a gestão das discrepâncias esqueléticas mais difícil e pode exigir a inclusão da cirurgia ortognática como adjuvante do tratamento ortodôntico. Em segundo lugar, os adultos geralmente apresentam uma história médica e dentária mais extensa. Em muitos casos, os adultos estão a tomar vários medicamentos, alguns dos quais podem ter influência na movimentação dentária. Além disso, os medicamentos que influenciam a renovação óssea, como os bifosfonatos utilizados por muitos no tratamento da osteoporose, também podem inibir a movimentação dentária. Nos adultos, existe também uma maior probabilidade de doença periodontal ativa. Isto requer não só o controlo da doença ativa, mas também um ajuste cuidadoso das forças ortodônticas, nos casos em que tenha havido perda óssea devido à migração apical do centro de resistência do dente. Além disso, a falta de dentes em locais estratégicos pode agravar os problemas de ancoragem. Os pacientes adultos podem ter várias formas de distúrbios da ATM que podem agravar-se durante o tratamento, pelo que é imperativo que os ortodontistas estejam familiarizados com o seu diagnóstico e tratamento.[3]

O tratamento ortodôntico em adultos pode ser geralmente classificado como adjuvante ou abrangente, embora os limites entre os dois sejam muitas vezes pouco claros. A ortodontia adjuvante requer uma abordagem multidisciplinar que envolva a movimentação dos dentes de modo a facilitar outros procedimentos dentários necessários para controlar a doença e restaurar a função e a estética. Exemplos incluem a extrusão de dentes, a verticalização de molares, a redistribuição de espaços e o alinhamento de incisivos. Os aparelhos ortodônticos podem ser necessários apenas numa parte da arcada dentária e o tempo de tratamento pode ser relativamente curto. Os objectivos do tratamento ortodôntico global são alcançar o melhor equilíbrio entre a estética dentária e facial, as relações oclusais ideais e a estabilidade dentoalveolar a longo prazo. Os aparelhos fixos são normalmente utilizados para reposicionar os dentes numa ou em ambas as arcadas e o tempo de tratamento é mais longo.[4]

É bem reconhecido que o desejo de melhorar a estética dentofacial é o principal fator de motivação para os adultos que procuram tratamento ortodôntico. Uma grande proporção de adultos tem más oclusões não tratadas, sendo que as percentagens citadas na literatura variam de 40 a 77%. Há também os adultos que tiveram tratamento ortodôntico anterior, nos quais a recidiva ou o crescimento posterior levou a um resultado insatisfatório a longo prazo, bem como aqueles que fazem ortodontia como parte de um tratamento multidisciplinar.[5]

Outra razão para o aumento do número de pacientes adultos a serem tratados pode também ser encontrada nas novas e sofisticadas opções biomecânicas, numa compreensão mais ampla da biologia do movimento dentário e no espetro alargado de possibilidades de tratamento.

A estética constitui uma consideração importante na ortodontia. A procura de estética no tratamento tem sido a razão para a mudança na morfologia e nos materiais dos brackets. Os brackets de aço de tamanho reduzido, os brackets de policarbonato, os brackets de cerâmica e a ortodontia lingual resultaram da procura de estética no tratamento. A aparência dos aparelhos ortodônticos fixos sempre foi uma preocupação especial para muitos pacientes. Outros factores de motivação incluem a melhoria da saúde dentária e psicológica, a função e a acessibilidade do tratamento.

A fim de adequar o atendimento a esse grupo de pacientes, cada vez mais significativo, é essencial ter uma melhor compreensão geral dos pacientes ortodônticos adultos. A correção da má oclusão em adultos permite melhorar a qualidade dos resultados do tratamento periodontal e restaurador, além de proporcionar benefícios psicossociais. Os clínicos devem estar cientes das motivações e necessidades de tratamento e como os princípios de tratamento diferem em comparação com o paciente adolescente, bem como quais fatores podem afetar os resultados do tratamento.

HISTÓRIA E PERSPECTIVA ACTUAL

O tratamento ortodôntico para adultos tem recebido relativamente pouco espaço na literatura e, como resultado, a atenção dada a ele tem sido praticamente insignificante. No entanto, o tratamento ortodôntico de adultos não é de forma alguma uma ideia recente. Pierre Fauchard, autor do primeiro livro científico conhecido sobre odontologia, *Le Chirurgien Dentiste,* escrito em 1723, foi provavelmente o primeiro a discutir o tratamento de adultos, ao observar que os dentes dos jovens são mais fáceis de endireitar do que os das pessoas mais velhas.[6] Afirmou: "Quando pessoas de idade avançada se comprometem a fazer isto, é necessário um tempo considerável para se obter sucesso."

Em 1768, Thomas Berdmore, no seu livro "*A Treatise on the Disorders and Deformities of Teeth",* discutiu o tratamento de adultos e indicou que não deveria ser tentado. Durante os cem anos seguintes, aproximadamente, a literatura revela que esta era a opinião predominante. A primeira grande mudança nessa tendência parece ter ocorrido em 1858, quando Henry Peebles, na *American Dental Review,* disse: ". . . Eu considero todos os casos de irregularidade. ... remediáveis ou curáveis. Prefiro encarregar-me de tais casos, regra geral, num período de idade superior, em vez de inferior a 25 anos. Assim, tenho de lidar com um indivíduo maduro do ponto de vista mental e moral, bem como do ponto de vista físico". De acordo com Goldstein, esta parece ter sido a primeira declaração de uma preferência pelo tratamento de adultos, e provavelmente contribuiu muito para influenciar mais a terapia de adultos nos anos seguintes.

Em 1880, Kingsley[7] , ao discutir a idade do tratamento, disse: "Pode ser considerado um facto estabelecido que não há praticamente nenhum limite de idade em que a movimentação dos dentes possa não ser bem sucedida. Esse sucesso deve depender de circunstâncias favoráveis. É uma ocorrência comum em todas as idades, mas particularmente em pessoas de idade avançada, ver os dentes mudarem e assumirem novas posições, como resultado da perda de dentes adjacentes ou oclusivos. . A oclusão dos dentes é um fator muito importante na determinação da estabilidade numa nova posição. Se a oclusão for tal que favoreça a retenção dos dentes movidos na sua nova posição, então pode tentar-se um movimento considerável em quase todas as idades em que possa ser desejado e com uma expetativa de sucesso. Quanto mais velho o paciente e maior o número de dentes a serem movimentados, mais tempo eles devem ser mantidos por algum meio externo a eles mesmos... até dois ou três anos". Kingsley descreveu ainda um relato de caso de movimentação simples numa mulher de 35 anos.

Mac Dowell (1901) descreveu a idade após os 16 anos como idades impossíveis para correcções ortodônticas[8] . Pelo contrário, Victor Hugo Jackson, que foi um dos primeiros pioneiros da ortodontia, em 1904, afirmou no seu livro: "Ao determinar se a posição dos dentes deve ser corrigida em pacientes adultos, a idade não deve ser levada em consideração, mas sim as vantagens permanentes a serem obtidas com a operação - a saber, a oclusão e a aparência melhoradas dos dentes, a prevenção do desgaste excessivo e o contorno das feições. No caso de pacientes mais velhos, a saúde e a firmeza dos dentes nas suas cavidades devem ser consideradas. Tenho sido bem sucedido na correção de muitos casos de irregularidade em pacientes de 40 a 50 anos de idade." Aqui, pela primeira vez, foi afirmado o sucesso do tratamento de muitos pacientes em idades avançadas.[6]

Guilford (1905), na mesma linha, afirmou que os doentes podem apresentar-se para tratamento em quase todas as idades. Em condições favoráveis, a operação pode ser iniciada e levada a cabo com êxito ao longo de um vasto leque de anos, tendo o autor obtido êxito num caso até aos quarenta e cinco anos.[6]

Desde 1900, quando a Ortodontia se tornou uma especialidade, com o Dr. Angle dedicando-se exclusivamente a ela, a literatura apresenta artigos esparsos sobre a terapia ortodôntica em adultos. Case (1921)[8] mostrou um aparelho que ele havia projetado para fechar o espaço de extração após uma ou duas extrações dentárias na região anterior da mandíbula com gengivite. Em *Practical Orthodontia*,[9] Kelsey discutiu o tratamento de um adulto que sofria de má oclusão de Classe III, com um pequeno parágrafo sobre o desenvolvimento de má oclusão num adulto, no qual ele indicava que o tratamento deveria ser abordado com extrema cautela.

Jack Salzmann[10] discutiu o tratamento ortodôntico de adultos e afirmou que esse tratamento é possível quando efectuado de acordo com as forças funcionais naturais e com a devida consideração pelas diferenças bioquímicas do osso encontradas na criança e no adulto. O crescimento ósseo e a atividade da fosfatase encontram-se num estado mais passivo no adulto do que na criança. O crescimento rápido do osso não ocorre no adulto e a atividade osteoclástica devido ao movimento ortodôntico dos dentes pode exceder a atividade osteoblástica, diminuindo a espessura das placas alveolares labiais e vestibulares quando a expansão das arcadas dentárias é realizada demasiado rapidamente. O movimento de dentes posteriores deslocados na direção mesial ou distal pode ser realizado com sucesso em adultos. O movimento individual dos dentes na direção labial ou lingual por meio de aparelhos mecânicos pode ser realizado com menos perigo de recidiva, desde que esta mudança na posição dos dentes os coloque numa posição mais favorável no que diz respeito à função. Após o movimento individual dos dentes, pode ser efectuada a expansão da arcada. O tratamento ortodôntico no adulto é, assim, o inverso do da criança, em que a relação da arcada é normalmente efectuada antes do posicionamento dos dentes individuais.

Inicialmente, Oppenheim afirmou que o osso maduro deveria responder tão bem como o osso mais jovem, mas a sua investigação posterior fez-lhe confessar que estava errado. O seu trabalho indicou que é necessário um período de tempo mais longo para que o osso maduro seja atacado pelos osteoclastos do que o necessário para o osso jovem. Recomendou a utilização de forças intermitentes com longos períodos de repouso e que um diagnóstico correto antes do início do tratamento é essencial, porque haverá muito menos danos nos tecidos se a direção do movimento, uma vez iniciado, não for alterada.[11]

Numa sondagem efectuada pela Academia Pierre Fauchard em 1947, foi revelado que 49% dos dentistas que praticam alguma ortodontia não tratam nenhum adulto.[6] Com o avanço da medicina dentária em geral e das técnicas ortodônticas em particular, criou-se uma maior procura de serviços de ortodontia para adultos. A ortodontia para adultos é um campo em rápido crescimento e, nas últimas décadas, tem-se registado um aumento notável da procura de tratamento ortodôntico por parte dos adultos. Este facto pode também ser atribuído à melhoria dos serviços dentários e a uma maior consciência dentária entre os pacientes adultos. Watson (1979) estimou que o número de adultos tratados nos consultórios ortodônticos americanos constituía 10-25% da carga média de pacientes.[12]

Thilander (1979) observou um aumento no número de encaminhamentos de adultos de 1970 a 1978. Ela relatou que, entre 1970 e 1978, 1186 adultos com idades entre 18 e 77 anos foram encaminhados ao departamento de ortodontia da Faculdade de Odontologia de Gotemburgo, na Suécia, e que o número aumentou anualmente durante esse período. Como esperado, a autora encontrou uma maior procura de tratamento nas mulheres (63%); a razão para querer tratamento expressa por quase todos os pacientes foi o desejo de melhorar a aparência dos dentes frontais superiores. A idade média era de 31 anos e 65% dos pacientes foram encaminhados pelos seus médicos dentistas de clínica geral.[13]

De 1981 a 2013, o número de casos de adultos iniciados entre os ortodontistas inquiridos cresceu de 15,4% para 23%. Talvez ainda mais interessante seja o facto de o número de ortodontistas que oferecem ortodontia para adultos ter aumentado de 51% para 98,6%. Uma pesquisa da Associação Americana de Ortodontistas mostrou que o número de pacientes adultos cresceu 14% no período de 2010-2012.[14] Lee et al (2018)[15] realizaram uma pesquisa prospetiva em larga escala para determinar o nível de satisfação do tratamento entre pacientes ortodônticos adultos. A taxa de satisfação geral dos pacientes ortodônticos adultos relatada foi de 85%, indicando que o nível de satisfação do tratamento ortodôntico era alto. Curiosamente, os adultos com 50 anos ou mais foram mais positivos em relação ao tratamento ortodôntico, com um nível de satisfação mais elevado do que os grupos etários mais jovens.

McMorrow & Millett (2016)[16] avaliaram a qualidade, confiabilidade e legibilidade das informações na Internet sobre ortodontia para adultos. Dos 13 sites incluídos, a maioria era dos EUA (n = 8; 61%), seguido pelo Reino Unido (n = 4; 31%). Apenas dois sites foram especificamente adaptados para pacientes adultos. Os restantes eram sites genéricos de ortodontia ou de dentisteria cosmética restauradora com uma secção dedicada à ortodontia para adultos. Concluíram que o número de sítios Web informativos sobre ortodontia para adultos é baixo e que estes são de qualidade moderada. São necessários mais recursos precisos e de alta qualidade na Internet sobre ortodontia para adultos e também sugeriram recomendações sobre como isso pode ser alcançado.

Chow et al (2020)[17] realizaram um estudo para comparar os perfis dos pacientes adultos que procuram a ortodontia pela primeira vez e aqueles que procuram o retratamento. Eles relataram que os perfis dos adultos que procuram o retratamento ortodôntico e os que procuram pela primeira vez eram notavelmente semelhantes. A maioria dos pacientes era do sexo feminino e as preocupações estéticas foram as principais razões pelas quais os pacientes procuraram tratamento. O mau tratamento foi a principal razão para o fracasso do tratamento original em adultos que buscaram retratamento ortodôntico.

ALTERAÇÕES RELACIONADAS COM A IDADE SIGNIFICATIVAS PARA PROBLEMAS ORTODÔNTICOS

À medida que os ortodontistas se tornam mais conscientes da necessidade de integrar pacientes adultos nas suas práticas e porque os adolescentes têm sido os destinatários habituais dos cuidados ortodônticos no passado, é importante comparar os dois grupos etários, particularmente na área do planeamento do tratamento. Espera-se que, através da compreensão das semelhanças e diferenças entre pacientes adolescentes e adultos, seja possível realizar um tratamento menos estereotipado e mais personalizado para cada problema do paciente.[18]

Vários autores identificaram o que consideram ser as principais diferenças entre pacientes adolescentes e adultos. Levitt[2] referiu que nos doentes adultos "não há crescimento, apenas movimento dentário". Barrer[19] afirmou que o adulto, ao contrário da criança, "é um paciente implacável, que não cobrirá nossas deficiências em habilidades ou nossos erros no uso de procedimentos mecânicos por meio de ajustes úteis no pós-tratamento". Ackerman[20] identificou uma importante diferença de tratamento, "Numa criança, ocasionalmente recorre-se a outro especialista, mas é raro o adulto que se trata ortodonticamente sem achar necessário colaborar com outro especialista".

Graber & Vanarsdall[18] descreveram cinco categorias principais em que os doentes adultos apresentam diferenças significativas em relação aos seus homólogos adolescentes:

1. *Esclarecimento e individualização dos objectivos do tratamento -* Isto requer um estudo específico do problema e dos refinamentos terapêuticos indicados.
2. *O processo de diagnóstico - Uma* abordagem do diagnóstico orientada para o problema é uma necessidade absoluta.

3. *Seleção do plano de tratamento* - É necessária uma análise mais sistémica e detalhada para os adultos do que para os adolescentes.

4. *Aceitação da terapêutica recomendada* - O doente é minucioso

   É necessário compreender e concordar com o tratamento recomendado. Além disso, deve ser assinado um formulário de consentimento informado.

5. *Identificação dos tipos de casos de adultos* - *A utilização de* um sistema de classificação de adultos é útil para manter a atenção do ortodontista e da equipa nas necessidades individuais do doente.

A compreensão dos factores aplicáveis e as variáveis que mostram como os dois grupos de doentes diferem em cada uma destas categorias são descritas abaixo (Tabela 3.1-3.8). 8[1]

TABELA 3.1: COMPARAÇÃO ENTRE ADOLESCENTES E ADULTOS: PATOLOGIA ORAL EXISTENTE

Factors	Comparisons and Conclusions	
	Adolescents	Adults
Dental caries	More likely to have simple carious lesions, but more susceptible to caries	More likely to have recurrent decay, restorative failures, root decay and pulpal pathosis
Periodontal disease	More resistant to bone loss, but highly susceptible to gingival inflammation	Highly susceptible to periodontal bone loss
Faulty restorations	Few significant restorative problems	Frequent restorative problems with economic and treatment implications
TMJ adaptability	Small percentage with symptoms because of high degree of TMJ adaptability	Frequent appearance of symptoms with dysfunction
Occlusal awareness	Infrequent cause of problem	Heightened; may lead to accelerated enamel wear with adverse change in supporting tissues

QUADRO 3.2: COMPARAÇÃO ENTRE ADOLESCENTES E ADULTOS: RELAÇÕES ESQUELÉTICAS

Factors	Comparisons and Conclusions	
	Adolescents	Adults
Growth factors	Because of growth, orthopaedic treatment option is available; stable correction of skeletal discrepancies is possible; sequence of	No growth with minimal skeletal adaptability; therefore surgical procedures are frequently necessary for moderate to severe skeletal
	difficulty of orthodontic correction (most to least) is vertical, anteroposterior, transverse	disharmonies; stable correction in skeletal transverse problems requires surgically assisted rapid palatal expansion; mandibular deficiency problems require sagittal split osteotomy and mandibular advancement; mandibular excess problems require mandibular set-back, and vertical maxillary excess with or without open bite requires LeFort osteotomy. Combination problems may require combination surgery depending on severity.
Dentofacial aesthetics	Reasonable concern; frequently matched to severity of condition	Concern occasionally disproportionate to degree of existing problem.

QUADRO 3.3: COMPARAÇÃO ENTRE ADOLESCENTES E ADULTOS: CONSIDERAÇÕES BIOLÓGICAS

Factors	Comparisons and Conclusions	
	Adolescents	Adults
Neuromuscular maturity	Significant potential for adaptability of stomatognathic system, allowing a variety of biomechanical choices (i.e. Class II elastics)	Mechanical options are limited because of lack of neuromuscular adaptability; also tendency toward iatrogenic transitional occlusal trauma, coinciding with orthodontic occlusal changes
Growth	Frequently a significant factor in selectîon of treatment plan; usually a positive factor in resolution of many adolescent malocclusions; however, overly optimistic assessment of potential growth changes in the adolescent may lead to disappointment and compromises in treatment results.	No growth present; therefore potential for significant skeletal alterations without orthognathic procedures are minimized; dental camouflage option available for mild to moderate skeletal disharmonies.
Periodontal susceptibility	More resistant to bone loss, but highly susceptible to gingival inflammation	Higher degree of susceptibility to bone loss as a result of periodontal disease; may be particularly evident during orthodontic therapy in which major occlusal changes are occurring; need for modification of mechanotherapy
Rate of tooth movement	Predictable and rapid, particularly during eruptive stages when permanent root development is not yet completed.	Initially somewhat slower, but more rapid and predictable when initial movement has begun

QUADRO 3.4: COMPARAÇÃO ENTRE ADOLESCENTES E ADULTOS: ABORDAGENS TERAPÊUTICAS DISPONÍVEIS

Factors	Comparisons and Conclusions	
	Adolescents	Adults
Tooth movement	Most require some tooth moving forces	Most require some moving forces
Orthopaedics	About half require orthopaedics	Effective only in a small percentage
Orthognathic surgery	Major skeletal alterations needed in 1% to 5%	Alterations needed in 10% to 20%
Restorative dentistry	Small percentage require it; when teeth are congenitally missing, frequently orthodontic therapy is useful in space closure or space redistribution, thus avoiding need for restorative dentistry	Frequently required for space reopening where teeth have been lost and for abutment preparation and stabilization of occlusal relationship; integrated restorative plan can greatly reduce duration of fixed appliance treatment.
Combination treatment	Uncommon	Required in 80% of orthodontic restorative treatments

TABELA 3.5: COMPARAÇÃO ENTRE ADOLESCENTES E ADULTOS: TERAPIA COM EXTRACÇÃO VERSUS TERAPIA SEM EXTRACÇÃO

Factors	Comparisons and Conclusions	
	Adolescents	Adults
Extraction controversy	Treatment plan of four premolar extraction is used frequently to resolve crowding symmetrically, as well as protrusions and seems justified in the immature face; space gaining techniques are also available	Four premolar extractions are use less frequently to resolve crowding; upper premolar extractions are a common alternative; asymmetric extraction and stripping of over-bulked restorations
Strategic extraction	---	Irreversible damage to periodontal tissue or to adjacent teeth may force orthodontists into unusual treatment plans for adults; careful analysis may lead to strategic extraction to solve alignment problems, as well as to eliminate existing damaged teeth

QUADRO 3.6: COMPARAÇÃO ENTRE ADOLESCENTES E ADULTOS: REQUISITOS DE ANCORAGEM

Factors	Comparisons and Conclusions	
	Adolescents	Adults
Anchorage potential	More frequent incorporation of headgear to maximize anchorage and retraction of anterior teeth	--
Headgear cooperation molar distalization	---	Greater anchorage potential because of completely erupted first & second molars, as well as accentuated mesial drift
		particularly in mandibular arch; fewer adult cases will be categorized as maximal anchorage problems; several molar distalization techniques are being developed to avoid headgear wear with adults

QUADRO 3.7: COMPARAÇÃO ENTRE ADOLESCENTES E ADULTOS: FALTA DE DENTES (MUTILAÇÃO DENTÁRIA)

Factors	Comparisons and Conclusions	
	Adolescents	Adults
Missing teeth	Early treatment control during eruption stages facilitates space closure without prosthesis (i.e. congenitally missing maxillary laterals or missing second premolars)	Frequent problems involving anterior and posterior teeth require restorative commitment for treatment planning and temporary tooth replacement during fixed appliance therapy; supraeruption is a problem in posterior bite collapse; occlusal plane management is crucial; implants as a restorative option have become a reliable alternative

TABELA 3.8: COMPARAÇÃO ENTRE ADOLESCENTES E ADULTOS: DENTISTERIA DE RESTAURAÇÃO (EXISTENTE, PLANEADA E/OU

Factors	Comparisons and Conclusions	
	Adolescents	Adults
Restorative dentistry	Infrequent problem	Appliance placement and orthodontic movement of existing bridgework possible but difficult; for total correction of occlusal relationship, existing bridges and anterior crowns frequently require replacement; important
		consideration in comprehensive treatment is to give the patient the best result; temporary restorations should be avoided before orthodontics, but if it is absolutely necessary, it must follow original axial inclinations of tooth so bracket position and ultimate tooth changes will be accurate

À medida que os ortodontistas se tornam mais conscientes da necessidade de integrar pacientes adultos em suas práticas e porque os adolescentes têm sido os destinatários habituais dos cuidados ortodônticos no passado, é de valor comparar os dois grupos etários. Espera-se que, através da compreensão das semelhanças e diferenças entre pacientes adolescentes e adultos, seja possível oferecer um tratamento menos estereotipado e mais personalizado para cada problema do paciente.

IDENTIFICAÇÃO DO PACIENTE ORTODÔNTICO ADULTO

O número de pacientes adultos que recebem tratamento ortodôntico está a aumentar em todo o mundo. Vanarsdall e Musich[18] listaram cinco razões para essa mudança. Três delas dizem respeito à maior capacidade da profissão para tratar problemas em pacientes adultos, seja apenas ortodonticamente ou em combinação com a cirurgia ortognática. Dois pontos referiam-se ao desejo do paciente de manter seus dentes naturais. Proffit[21] explicou que o aumento do número de pacientes adultos que procuram tratamento se deve à maior disponibilidade de informações e analisou a motivação necessária para procurar tratamento ortodôntico na idade adulta.

Melsen[22] classificou os doentes adultos em adultos jovens e adultos mais velhos (Figura 4.1). *Os doentes adultos jovens* são aqueles que, do ponto de vista profissional, deveriam ter sido tratados mais cedo, ou aqueles em que o tratamento ideal só pode ser efectuado após a paragem do crescimento. Com base na importância do impacto da genética na morfologia esquelética final, é frequentemente considerado desejável adiar o tratamento de desvios esqueléticos graves que podem ser reconhecidos noutros membros da família até à idade adulta, altura em que o tratamento cirúrgico pode ser efectuado. Alguns pacientes adultos jovens com más oclusões severas deveriam, no entanto, ter sido tratados mais cedo. A sua má oclusão, que não foi considerada como uma indicação para tratamento quando eram mais jovens, piora com o tempo e leva-os a procurar tratamento na idade adulta.

Os pacientes adultos mais velhos, com mais de 40 anos, apresentam sinais de envelhecimento, deterioração ou uma dentição frequentemente caracterizada por uma reabilitação extensa (Proffit 2000). O número destes pacientes também está a aumentar e os pacientes apresentam frequentemente uma "má oclusão secundária", ou seja, uma má oclusão que se desenvolveu ou piorou na idade adulta. Isto pode ocorrer como resultado da deterioração da dentição e do periodonto devido a cuidados dentários deficientes.

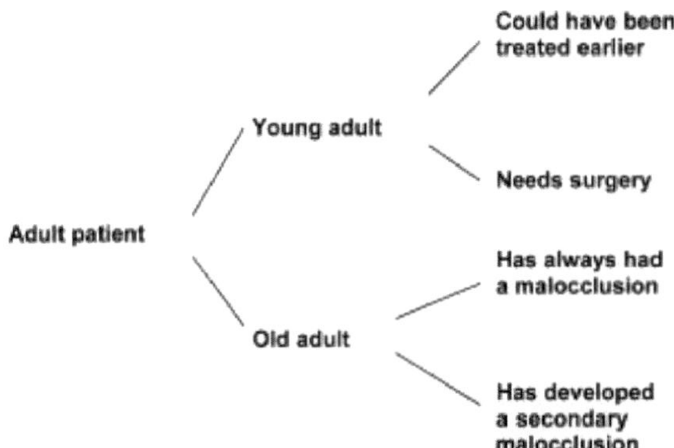

Figura 4.1: Classificação dos doentes adultos (Melsen)

Os pacientes adultos também podem ser classificados com base nos motivos da primeira consulta. Alguns pacientes podem vir por sua própria intuição; outros são encaminhados por familiares ou amigos ou por um dentista geral. A família e os amigos podem ter ouvido falar dos possíveis tratamentos oferecidos pelos ortodontistas ou podem ter notado uma deterioração contínua da oclusão do paciente, por exemplo, aumento do espaçamento ou apinhamento. A estética desempenha um papel importante como motivo de tratamento entre estes doentes. Problemas funcionais relacionados com a fala, mastigação ou sintomas de desordem temporomandibular (DTM) são outros motivos para a procura de tratamento ortodôntico. O dentista de família também pode encaminhar um paciente porque considera necessário o tratamento ortodôntico para travar a deterioração contínua de uma dentição ou porque a posição dentária e/ou a oclusão actuais não proporcionam uma base satisfatória para uma reabilitação protética planeada.

Uma classificação alternativa dos pacientes adultos poderia, portanto, basear-se também na queixa principal: estética, função ou dificuldade em conseguir uma reabilitação oclusal adequada devido, por exemplo, ao mau posicionamento dos dentes.[23]

Vanarsdall & Musich[18] apresentaram um sistema de classificação para adultos que permite que o clínico se concentre nas principais necessidades de tratamento do paciente, em vez de se limitar a uma descrição morfológica tradicional. Este sistema delineia tipos específicos de casos de adultos categorizados de acordo com o problema principal e as necessidades de tratamento mais significativas (Tabela 4.1). No entanto, a maioria dos pacientes adultos não apresentará problemas isolados como os listados, mas terá combinações dos problemas acima. A classificação tenta

1. Definir os objectivos do tratamento ortodôntico que são considerações essenciais no tratamento de adultos.

2. Discutir preocupações especiais de tratamento relacionadas com a terapia ortodôntica de adultos.

3. Descrever a sequência das etapas do tratamento de problemas ortodônticos complexos do adulto.

Tabela 4.1: Tipos de pacientes ortodônticos adultos (classificados de acordo com as necessidades de tratamento mais significativas)

Type	Characteristics of major problem areas	Associated systems (health and balance)	Treatment prescribed (major stages)	Treatment provider
Physiologic occlusion (exhibits no signs of pathosis)	Mild dental malalignment; normal occlusion or malocclusion that is aesthetically acceptable with healthy associated systems	Occlusal stability No decay or lack of occlusal wear Psychologic balance Periodontal health TMJ symptomatic No speech impairment or functional disorders No occlusal awareness No functional disorders	Consultation and patient education (i.e., "present condition requires no orthodontic treatment") Relieve concern of referring dentist that condition probably "won't get worse" Make patient aware of existing health levels Document present condition with radiographs, color slides, and/or study models Recall or re-evaluate Refer back to general dentist	Orthodontist Restorative dentist
Psychologic disorientation	Concern about minor dental	Dentition aligned	Inform patient Make patient	Restorative dentist

	condition, far exceeding "real" significance of problem	Skeletal balance Periodontal health TMJ asymptomatic	aware of dental health status Psychologic counselling as necessary	Orthodontist and staff psychologist and/or psychiatrist
Adjunctive orthodontics	Mild or moderate dental-skeletal malrelationship with periodontal and/or restorative needs	Periodontal resistance All other systems within normal limits (WNL)	Caries and inflammatory control Patient acceptance of restorative or prosthetic commitment Limited orthodontic treatment objectives Stabilization and retention Restorative therapy and periodontal therapy as needed	Periodontist, restorative dentist, or hygienist Restorative dentist Orthodontist Orthodontist Restorative dentist or periodontist
Corrective orthodontics	Mild to moderate dental-skeletal disharmony: unsatisfactory dentofacial aesthetics	Psychologic balance Skeletally WNL orthodontically Periodontal resistance TMJ asymptomatic No tooth replacement required	Caries and inflammatory control Comprehensive orthodontic therapy (extraction or non extraction) Scaling and curettage at 3 to 6 month intervals Retention Refer for maintenance	General dentist or hygienist Orthodontist General dentist or hygienist Orthodontist General dentist
Orthognathic surgery	Dental-skeletal and/or neuromuscular disharmonies of moderate to severe degree	Other systems may be affected secondary to existing major problem areas Periodontal resistance	Caries and inflammatory control Presurgical intraarch orthodontic preparation Re-evaluation of records Orthognathic surgery to correct skeletal-dental disharmony Postsurgical	General dentist or hygienist Orthodontist Orthodontist Oral surgeon Orthodontist

			orthodontic therapy	Orthodontist
			Retention records	
			Adjunctive surgical procedures (genioplasty, rhinoplasty, facelift, etc.)	Oral surgeon or plastic surgeon
Periodontally susceptible	Dental-skeletal malrelationship with moderate to advanced bone loss Primary and/or secondary occlusal traumatism may be present	Emotional balance TMJ asymptomatic Other systems may be affected as secondary consequence of existing major problem area	Caries or inflammatory and occlusal control	Restorative dentist or hygienist
			Maintenance of root surface preparation	Periodontist or hygienist
			Subgingival removal of microbiota	Periodontist
			Gingival grafting procedures	Periodontist
			Comprehensive orthodontic therapy	Orthodontist
			Selective grinding	Orthodontist
			Retention	Orthodontist
			Periodontal re-evaluation and definitive periodontal procedures	Periodontist
			Restorative dentistry as required	Restorative dentist
TMJ Dysfunction	Dental-skeletal malrelationship with joint dysfunction TMJ symptoms	Periodontal resistance Other systems may be affected secondary to existing major problem areas	Diagnostic appliance to achieve relief of symptoms and to determine degree of skeletal disharmony and need for further diagnosis	Restorative dentist or orthodontist
			Counselling as needed	Psychotherapist
			Occlusal therapy	Orthodontist
			Comprehensive orthodontics	Orthodontist
			Selective grinding	Orthodontist
			Orthognathic surgery	Oral surgeon
				Restorative

			Restorative dentistry	dentist
Enamel wear beyond that expected for chronologic age	Heavy musculature (mandibular deficiency) Dental-skeletal deep bite	Periodontal resistance Other systems WNL	Caries or inflammatory and occlusal control Comprehensive orthodontics (orthognathic surgery may be necessary adjunct) Periodontal surgery; crown lengthening Restorative dentistry as necessary	General dentist Orthodontist or oral surgeon Periodontist Restorative dentist
Dental mutilation or missing teeth	Premature loss of teeth or congenitally missing teeth May involve bite collapse and loss of vertical height	Periodontal resistance Associated systems WNL but may be affected as secondary consequence of major problem	Caries or inflammatory and occlusal control with modified treatment goals Comprehensive orthodontic treatment with modified goals Adjunctive periodontal treatment prior to restorative dentistry Tooth replacement through restorative dentistry	Restorative dentist Orthodontist Periodontist Restorative dentist

Assim, os pacientes adultos que consultam o ortodontista apresentam uma grande variedade de problemas e uma dentição que é frequentemente caracterizada por uma deterioração que requer uma reabilitação extensa que pode tornar o planeamento do tratamento complicado. Na maioria dos casos, o tratamento terá de ser feito em equipa, porque os problemas periodontais, funcionais e protéticos também têm de ser tidos em consideração.

ETIOLOGIA DA MÁ OCLUSÃO EM ADULTOS

A compreensão da etiologia das más oclusões requer conhecimentos básicos da biologia relacionada com os tecidos orais e o osso circundante. Em pacientes adultos, isto é ainda mais importante, uma vez que a reação dos tecidos periodontais ao movimento dentário ortodôntico está relacionada com a idade e é influenciada por condições patológicas locais e gerais. A etiologia das más oclusões apresentadas pelos pacientes adultos consiste nos mesmos factores genéticos e ambientais que nos pacientes jovens, mas, além disso, a degeneração contínua relacionada com a idade, tanto geral como local, contribui para o desenvolvimento das chamadas más oclusões secundárias.[22]

Papel das alterações esqueléticas relacionadas com a idade

As alterações relacionadas com a idade mais conhecidas que ocorrem no esqueleto são a perda óssea generalizada. A taxa e a magnitude da perda óssea varia, mas ocorre em todo o esqueleto. A perda é de cerca de 1% por ano entre os 25 e os 75 anos de idade.[24] Outros factores, como as exigências mecânicas, desempenham um papel importante na manutenção da quantidade e densidade do osso alveolar. O desenvolvimento do processo alveolar está completamente dependente da erupção dos dentes, mas a qualidade do osso está relacionada com as exigências funcionais e também com a morfologia do esqueleto craniofacial e a relação oclusal. A influência da morfologia craniofacial no osso alveolar não é apenas observada em adultos com uma dentição funcional, mas também se reflecte na perda do processo alveolar em pacientes edêntulos.[25]

É de esperar que as doenças sistémicas que influenciam o metabolismo ósseo também influenciem o osso alveolar. O efeito das doenças sistémicas pode manifestar-se como uma redução da resistência à migração espontânea dos dentes devido à densidade reduzida do osso alveolar e a um risco acrescido de desenvolvimento de doenças periodontais. A doença mais comum associada a uma perda óssea rapidamente progressiva do osso alveolar devido a uma forma agressiva de doença periodontal é a diabetes mellitus. O aumento da renovação óssea relacionado, por exemplo, com o hipertiroidismo ou o hiperparatiroidismo secundário reduz a resistência à migração espontânea dos dentes e pode, como tal, ser um fator que contribui para uma alteração da oclusão. O mesmo se aplica a doentes com medicação crónica que suprime o sistema imunitário. Este pode ser o caso de doentes que tenham sido submetidos a transplantes de rim e/ou córnea. Eventos não patológicos, como a gravidez, também influenciam a renovação óssea, produzindo uma perda óssea secundária.[22]

Papel das alterações craniofaciais relacionadas com a idade

A oclusão muda com a idade, mas também foram descritas alterações relacionadas com a idade no esqueleto craniofacial. Reich e Dannhauer (1996)[26] analisaram mais de 10.000 filmes de cabeças e descobriram que, com a idade, havia um aumento do prognatismo de ambos os maxilares, juntamente com uma rotação anterior da mandíbula, levando a uma diminuição da altura facial inferior. O deslocamento para a frente e para baixo do pogónio de tecido duro e a retroinclinação dos incisivos inferiores, levando ao desenvolvimento de retrognatismo dentoalveolar mandibular, também foram relatados por Driscoll-Gilliland et al (2001).[27] Estes autores também demonstraram que as alterações relacionadas com a idade no esqueleto craniofacial eram menores nos casos com relação de Classe I de Angle do que nos casos de relações dentárias de Classe II ou Classe III.

A disfunção pode resultar em desgaste excessivo e a abrasão da dentição contribui para a redução da altura anterior da face e para um aprofundamento da mordida (Figura 5.1). Embora algumas das más oclusões em pacientes adultos reflictam alterações no esqueleto facial, a maioria é um produto da migração dentária causada predominantemente por alterações locais na dentição. As alterações gerais do esqueleto podem, no entanto, contribuir indiretamente, uma vez que podem ter influência na qualidade e quantidade do osso alveolar.[22]

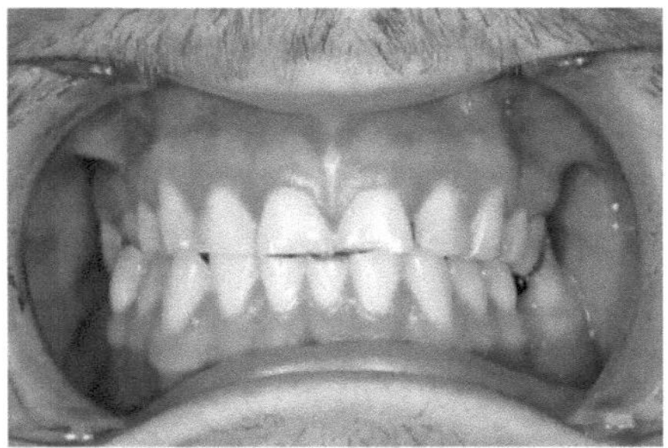

Figura 5.1: Aprofundamento da mordida e redução do tamanho dos incisivos num paciente que desenvolveu bruxismo severo após a extração de dentes posteriores cariados (De adulto
Ortodontia, Melson B)

O papel das alterações relacionadas com a idade no ambiente local

As alterações locais relacionadas com a idade são uma caraterística predominante na explicação das alterações na dentição que levam ao desenvolvimento ou agravamento de uma má oclusão na idade adulta. A diminuição do suporte periodontal é frequentemente a razão subjacente. A deslocação apical do nível ósseo marginal tem sido descrita como uma alteração relacionada com a idade, mas existe uma variação acentuada que depende de quatro factores[22] :

1. Há muito que se sabe que existe apenas uma relação vaga, se é que existe alguma, entre a placa bacteriana, a inflamação gengival e a perda de inserção em indivíduos jovens. Nos adultos, a força desta relação aumenta com a idade. Schei et al (1959)[28] demonstraram que a perda óssea marginal está intimamente relacionada com a inflamação

gengival no paciente adulto acima de uma certa idade. Com a deslocação apical do nível do osso marginal, a qualidade do osso parece mudar, uma vez que a parede alveolar sofre alterações que levam a um número crescente de fenestrações. Este facto influencia, consequentemente, a localização do centro de resistência e, por conseguinte, a distribuição da tensão/deformação em caso de carga, quer se trate de forças de oclusão ou de forças aplicadas por meio de um aparelho ortodôntico.

2. O segundo fator de importância no que diz respeito ao estado local do periodonto está relacionado com a oclusão. A oclusão traumática pode levar a uma redução do osso marginal e a um alargamento do ligamento periodontal. No entanto, este facto só conduzirá a uma perda de inserção se existir uma inflamação concomitante. Nesses casos, a adição de trauma oclusal fará com que a perda de inserção progrida mais rapidamente.[29]

   O traumatismo da margem gengival sob a forma de impacto gengival também prepara o terreno para uma progressão mais rápida da doença periodontal existente. O impacto direto da margem gengival não é compatível com um periodonto livre de inflamação e conduzirá à destruição contínua do periodonto marginal na região (Figura 5.2).

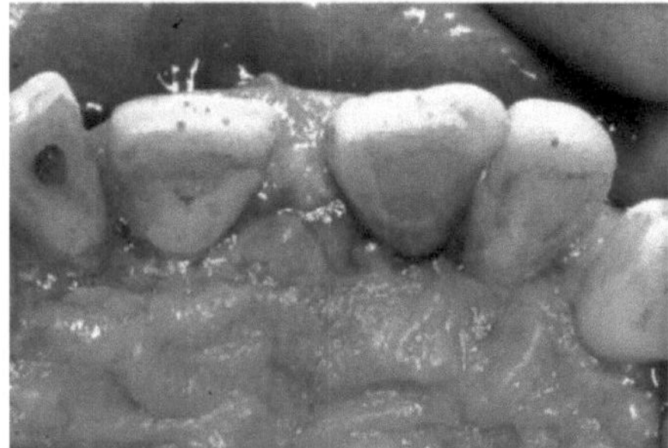

Figura 5.2: Paciente com uma inflamação acentuada na lingual dos incisivos superiores, apesar de uma higiene oral satisfatória, devido ao impacto da gengiva

relacionado com uma mordida profunda (de Adult Orthodontics, Melson B)

3. O bruxismo e outras parafunções que resultam em alterações na morfologia dentária e no comprimento da coroa podem contribuir para o desenvolvimento de uma má oclusão secundária. A parafunção pode ser causada por ou levar a problemas funcionais e periodontais (Figura 5.1).

4. Por último, os factores iatrogénicos também podem influenciar o ambiente local, por exemplo, o trauma gerado na gengiva marginal por uma técnica de escovagem incorrecta ou agressiva. Os doentes com problemas periodontais graves causados por uma má higiene oral em algumas áreas podem apresentar recessão da margem gengival causada por uma escovagem incorrecta ou pela aplicação de demasiada pressão durante a escovagem (Figura 5.3).

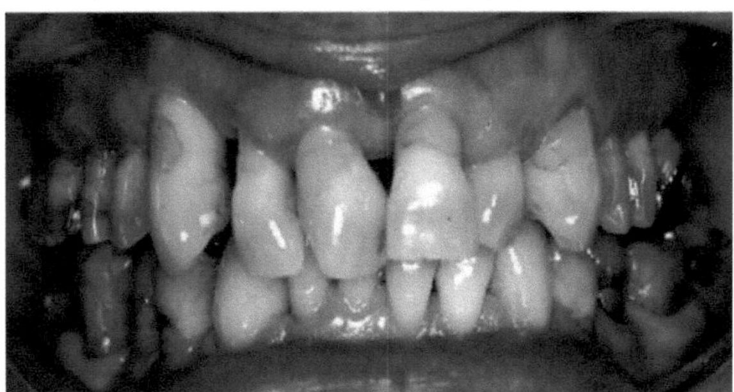

Figura 5.3: As coroas clínicas longas foram o resultado da utilização de uma técnica de escovagem incorrecta e as obturações foram feitas para preencher os defeitos gerados pela escovagem com uma escova de dentes dura (de Adult Orthodontics, Melson B)

As más oclusões secundárias desenvolvem-se como consequência da deterioração da dentição da seguinte forma:[22]

1. Com um periodonto reduzido, o centro de resistência do dente ou grupo

de dentes é deslocado apicalmente, pelo que as forças funcionais que actuam sobre as coroas dos dentes podem gerar momentos que levam à migração dos dentes. A migração dos dentes anteriores leva a um espaçamento, a um aumento do overjet e a um aprofundamento da mordida. Devido à forma cónica das suas raízes, mesmo as forças horizontais que actuam sobre estes dentes levam a uma combinação de movimentos sagitais e verticais. Isto pode continuar a ocorrer como um círculo vicioso.

O aprofundamento da mordida pode, por si só, levar a impingimento e trauma gengival. Este último pode tornar evidente para o paciente a necessidade de tratamento. Outra consequência de uma mordida mais profunda é o aumento do apinhamento dos incisivos inferiores, o que, secundariamente, dificulta ou impossibilita a manutenção.

2. Outra razão para o desenvolvimento de más oclusões secundárias é a extração inevitável de um ou mais dentes permanentes devido a cáries ou às suas sequelas. A perda de continuidade da arcada dentária também pode levar à migração dos dentes adjacentes, se não houver substituição, e a possível consequência é o colapso da mordida, ou seja, o aprofundamento da mordida, levando ao círculo vicioso acima descrito. A perda dos dentes posteriores leva frequentemente à extrusão dos dentes opostos e à inclinação e rotação dos dentes adjacentes (Figura 5.4).

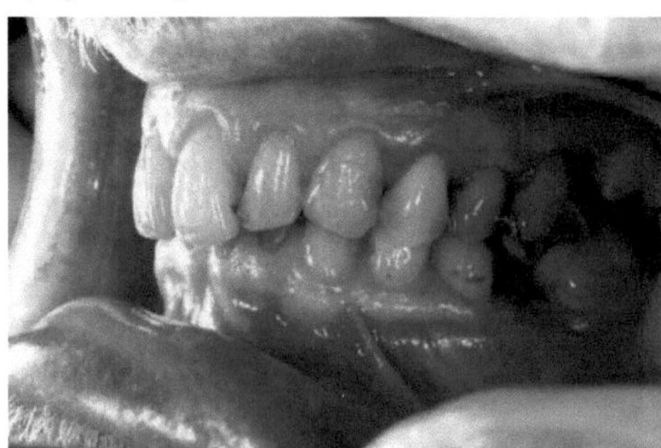

Figura 5.4: Após a perda do 36, os dentes anteriores inclinaram-se distalmente

para o espaço de extração, resultando numa mordida profunda; o 37 inclinou-se mesialmente e o 26 supra-erupcionou para o espaço de extração (de Adult Orthodontics, Melson B)

3. Como efeito secundário, a extração, que não é seguida de substituição, pode levar a uma alteração na função. A perda dos dentes posteriores pode resultar num aumento da atividade da língua, o que potencialmente pode resultar no desenvolvimento de espaçamento anterior. O aparecimento de espaços entre as raízes expostas, após a retração gengival, pode igualmente conduzir a um círculo vicioso em que a pressão da língua leva a um aumento do espaçamento. No entanto, ainda é comum encontrarmos tratamentos de reabilitação oral de grande porte e invasivos que poderiam ter sido simplificados se a ortodontia tivesse sido envolvida como parte do tratamento.

Em resumo, os problemas ortodônticos apresentados pelos adultos raramente são únicos, mas apenas um de muitos sintomas que reflectem um problema mais complexo

relacionada com alterações metabólicas gerais relacionadas com a idade e/ou doença em combinação com um órgão mastigatório em degeneração. Em relação ao plano de tratamento, é, portanto, da maior importância que a etiologia seja discutida e que os factores que contribuem para o desenvolvimento do problema do paciente sejam discutidos, bem como a necessidade de manutenção do resultado do tratamento.

DIAGNÓSTICO

O foco progressivo de um diagnóstico ortodôntico disciplinado de um adulto é essencial. Para evitar que problemas significativos passem despercebidos, o profissional deve sempre começar com uma avaliação sistémica relativa à queixa principal: avaliação médica, história, estilo de vida, problemas genéticos e fatores psicológicos. A segunda consideração é a face: simetria frontal, perfil e protrusão e competência labial. A terceira área de interesse é o tecido mole: periodonto (inflamação e perda de fixação causada por bolsas, recessão e perda óssea), condição patológica da mucosa e rastreio do cancro. O quarto foco é o estado da dentição: problemas operatórios, endodônticos e protéticos. A última consideração é uma avaliação da má oclusão.[30]

Queixa principal

A primeira consideração a ter em conta no início de um diagnóstico ordenado e do processo de planeamento do tratamento é solicitar uma queixa principal específica. A forma como um doente explica o seu problema dá uma indicação sobre se a estética ou a função dentária deficiente ocupa um lugar de destaque na sua perceção do problema.[22] O médico dentista deve estar atento a quaisquer conotações psicológicas que sugiram que o doente pode ter expectativas irrealistas ou uma atitude inadequada em relação ao tratamento. Para ajudar a definir com precisão as preocupações do paciente, é adequado inquirir sobre condições óbvias que possam estar relacionadas com os problemas do paciente. Uma queixa principal bem definida, associada a expectativas de tratamento realistas, assegurará o sucesso do tratamento ortodôntico.[30]

Avaliação clínica

Para além de um exame orofacial completo, está indicada a avaliação clínica de factores médicos. Um conjunto completo de registos de diagnóstico deve incluir moldes, radiografias e fotografias. O historial de saúde e a impressão clínica determinam o nível apropriado de avaliação médica. Para além dos procedimentos habituais de avaliação ortodôntica, o rastreio do cancro oral e a sondagem periodontal são elementos essenciais do exame pré-tratamento. Se for detectado algum comprometimento periodontal significativo, o paciente deve ser encaminhado para uma avaliação periodontal completa. A periodontite ativa é uma consideração biológica adversa.[30]

História médica, alterações sistémicas e medicamentos[3]

Muitos mais pacientes adultos do que jovens têm um estado de saúde comprometido. Está bem documentado que a saúde geral comprometida pode contribuir para uma resposta periodontal adversa a factores locais. Devem ser registadas informações relativas a este e a todos os medicamentos utilizados pelo doente, especialmente dados sobre vários medicamentos cardíacos, anticoagulantes, esteróides, analgésicos e tranquilizantes.

Um paciente com distúrbios artríticos pode exigir um plano de tratamento especial devido à predileção por alterações degenerativas no côndilo. Tentar-se-ia minimizar as forças na zona da ATM. Um doente com colite ulcerosa, psoríase, etc. pode estar a tomar esteróides que podem mascarar a inflamação periodontal e, com o movimento dos dentes, pode sofrer uma perda óssea exagerada. Precauções periodontais especiais e cuidados anti-inflamatórios podem ser indicados num doente com diabetes, mesmo com um bom controlo sistémico. O diabético difícil de controlar pode sofrer uma destruição periodontal rápida se o problema sistémico não puder ser gerido adequadamente.

Os antecedentes de doença cardíaca e de doença cardíaca reumática aconselham a pré-medicação em determinadas consultas e, sobretudo, durante o controlo da inflamação. Um doente que esteja a receber terapêutica anticoagulante deve ser autorizado pelo médico assistente para os cuidados de rotina. Foi observada uma maior suscetibilidade à periodontite em doentes com problemas endócrinos, como o hipotiroidismo. Um doente com raízes expostas que tenha hiperacidez gástrica devido a hérnia hiatal ou úlceras pode desenvolver cáries radiculares durante o tratamento. Os comprimidos antiácidos tomados por estes doentes são frequentemente colocados na cavidade oral ao deitar e podem contribuir para o desenvolvimento de cáries radiculares graves.

A paciente que antecipa a gravidez durante o tratamento ortodôntico deve ser informada da importância de manter uma excelente higiene oral. As alterações bacterianas e hormonais durante o segundo trimestre podem causar uma inflamação grave que deve ser contida até que a gravidez chegue ao fim.

Embora um historial médico completo seja fundamental para qualquer diagnóstico, especialmente no caso de doentes adultos, infelizmente esta informação crítica nem sempre é fornecida na totalidade na consulta inicial. É importante fazer perguntas de acompanhamento para obter muitos dos pormenores da história clínica do doente que devem ser integrados na análise orientada para o problema.

História dentária[31]

A avaliação da resposta do paciente a factores de dissuasão locais, tais como dentisteria defeituosa, margens defeituosas nas restaurações, oclusões traumáticas, impactação de alimentos, próteses parciais mal ajustadas, etc., é fundamental para a determinação da resistência do paciente à doença periodontal. A avaliação do clínico sobre o estado periodontal do paciente em relação à odontologia existente é útil para avaliar o prognóstico a longo prazo em relação ao tratamento ortodôntico.

O prognóstico será proporcionalmente melhor quando os aparelhos são colocados num paciente que já tenha demonstrado uma resposta periodontal favorável. Com radiografias dentárias adequadas e modelos de estudo, é possível fazer avaliações e avaliar o potencial de resposta a longo prazo do paciente. Esta determinação deve resolver questões implícitas como, por exemplo, se a perda óssea ocorreu recentemente ou se continuou sem ser detectada, ou se a perda de osso alveolar tem sido contínua e com poucas alterações durante muitos anos. Um estado periodontal adequado, apesar da má qualidade da medicina dentária, indicaria uma resistência favorável aos insultos locais, melhorando assim o prognóstico do tratamento ortodôntico.

Um historial de traumatismo dos maxilares e dos dentes é significativo e os pormenores devem ser registados. As raízes fracturadas devem ser identificadas e o doente deve ser informado em conformidade. O embotamento radicular, as raízes curtas e os padrões de mordida aberta são indicações de problemas de reabsorção radicular potenciais ou reais e, normalmente, indicam a necessidade de documentos de consentimento informado individualizados para as recomendações de tratamento em consideração e assinados pelo paciente. Para além disso, deve ser feita uma anotação na ficha de tratamento para obter radiografias de acompanhamento da área dentro de 3 a 6 meses para verificar se existe mais reabsorção.

Os dentes com restaurações profundas podem estar em risco para a vitalidade da polpa ou podem efetivamente necessitar de endodontia ou de radiografias periódicas de acompanhamento para fornecer informações ao doente. Os dentes que foram bem tratados endodonticamente respondem normalmente à força ortodôntica da mesma forma que os outros dentes, mas o paciente deve ser alertado para o facto de os dentes tratados endodonticamente que estiveram assintomáticos durante anos poderem tornar-se sensíveis assim que a movimentação dentária começar. Por este motivo, é muitas vezes prudente iniciar o alinhamento dos dentes tratados endodonticamente antes de ordenar qualquer extração para fins ortodônticos, para ver se respondem favoravelmente à movimentação dentária.

Exame clínico

O processo de exame clínico permanece o mesmo, qualquer que seja o tipo de tratamento ortodôntico, tanto para a criança quanto para o adulto.[21] O exame clínico inclui o exame extra-oral, a avaliação da função do sistema mastigatório e o exame intra-oral, e deve ser complementado com os resultados de uma revisão de fotografias, moldes dentários e radiografias (Figura 6.1).[22]

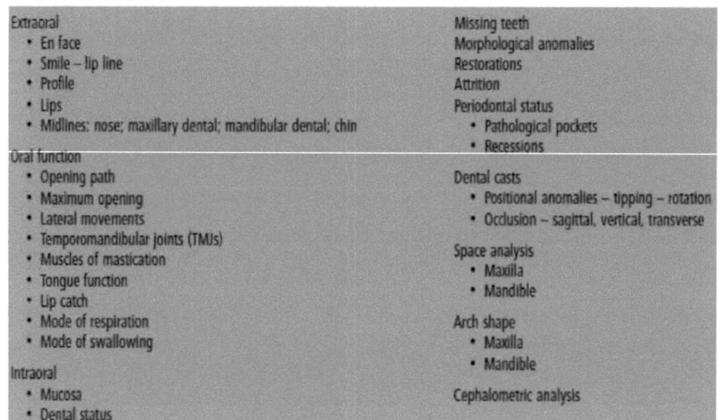

Figura 6.1: Exame clínico

Exame extra-oral

O rosto é observado primeiro a partir da vista frontal e as assimetrias aparentes são registadas. As larguras relativas dos olhos, do nariz e da boca são avaliadas e os principais desvios são registados (Figura 6.2). As proporções verticais podem ser medidas tanto na vista frontal como na vista de perfil. A divisão da face em terços tem sido aceite como uma norma desejável para os caucasianos brancos (Figura 6.3). Pode obter-se uma impressão da inclinação mandibular segurando um instrumento reto ao longo do bordo da mandíbula (Figura 6.4).

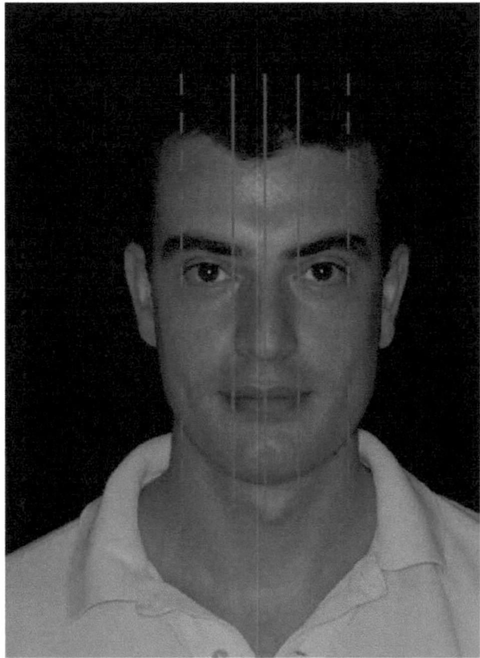

Figura 6.2: Vista frontal do doente. A simetria do rosto pode ser avaliada traçando linhas verticais através dos aspectos medial e lateral dos olhos

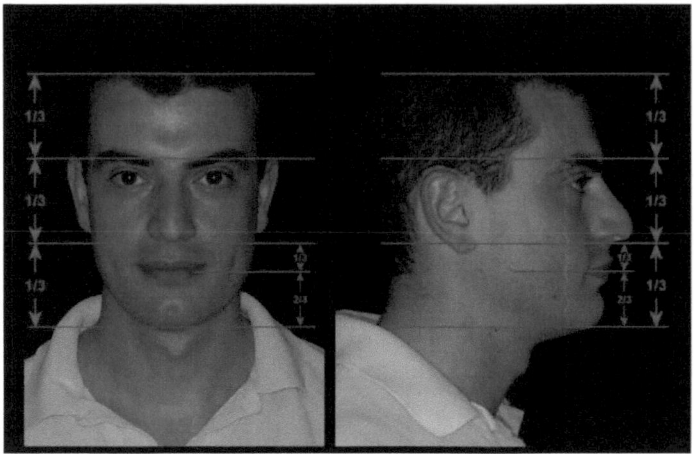

Figura 6.3: Proporção vertical do rosto em vista frontal e de perfil.

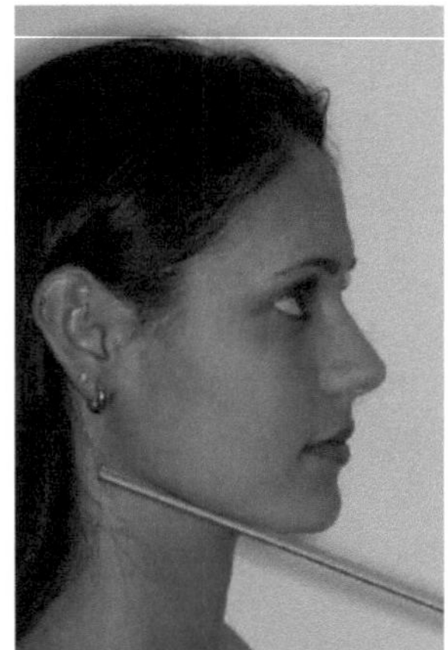

Figura 6.4: Avaliação da inclinação mandibular

Função do sistema mastigatório

Um exame abrangente das ATM e dos músculos mastigatórios é uma parte crucial do exame clínico. O exame clínico da função oral deve começar com uma avaliação do movimento mandibular. O movimento de abertura deve ser observado e qualquer assimetria deve ser registada. A abertura máxima e os movimentos laterais, a diferença entre a posição retruída e a intercuspidação máxima, devem ser medidos. O espaço livre é classificado como aumentado, normal ou reduzido.

As ATM devem ser examinadas em relação ao estalido, com ou sem crepitação de redução. Deve ser registada a dor à palpação nos aspectos anterior, lateral ou posterior da articulação e à palpação dos músculos mastigatórios. Deve ser registado um padrão de deglutição anormal ou uma anomalia localizada na pressão da língua, bem como os hábitos respiratórios gerais do doente e sinais de parafunção, como o bruxismo. [22]

Exame intra-oral

A avaliação da saúde oral inclui um exame da mucosa. O estado dentário, que inclui o número de dentes, obturações, restaurações, locais de cárie ativa e dentes com prognóstico duvidoso ou restaurações inadequadas, é registado. A análise dentária inclui também uma avaliação de: *anomalias dentárias*, tais como desvios em número e forma; *anomalias de erupção*, tais como dentes ectópicos, transposições, erupção detida e anquilose; e *anomalias de posição,* incluindo inclinação, rotação e sobreerupção. As anomalias posicionais e as anomalias oclusais devem ser registadas durante o exame clínico ou durante a análise dos modelos de estudo, uma vez que a variação na projeção das fotografias intra-orais tem um impacto significativo na avaliação dos resultados.

O exame dentário é seguido do registo do estado periodontal, incluindo a presença de placa bacteriana, cálculo, inflamação, bolsas patológicas e deiscência óssea, que devem ser anotados numa ficha periodontal. Para o paciente adulto e dentalmente comprometido, os registos devem normalmente incluir radiografias intra-orais individuais para complementar a película panorâmica que muitas vezes é suficiente para pacientes mais jovens e saudáveis. O nível de osso marginal deve ser verificado na radiografia periapical e anotado.[21]

Devem ser mencionados problemas de tecidos moles, como um frénulo labial alto ou qualquer frena que possa comprometer a integridade da gengiva marginal. A largura da gengiva queratinizada deve ser registada se estiver significativamente reduzida e também o biótipo se o paciente tiver uma gengiva extremamente fina.

Avaliação ortodôntica

Avaliação de moldes dentários

O molde do doente é examinado separadamente e é registada a forma da arcada, bem como a forma das arcadas dentárias superior e inferior. A oclusão deve ser registada nos três planos do espaço, tanto anterior como lateralmente. A oclusão sagital é normalmente descrita em termos da classificação de Angle; no entanto, pode ser efectuado um diagnóstico mais abrangente que inclua desvios transversais e verticais da oclusão, utilizando o sistema Ackermann-Profitt.[22]

Análise do espaço

Os requisitos de espaço devem ser avaliados, desde que estejam presentes espaçamentos ou apinhamentos. A análise do espaço no paciente adulto não é efectuada em relação à forma da arcada existente, mas é expressa em relação ao espaço na arcada tal como está definido no oclusograma, indicando a forma da arcada no final do tratamento. Uma medida útil é o rácio anterior que expressa a relação entre a soma das medidas mesiodistais dos incisivos inferiores e superiores.

Análise cefalométrica

No paciente adulto, a principal utilização da análise cefalométrica é na avaliação da necessidade de extração ou abertura de espaço ou para determinar se a única opção de tratamento será a cirurgia ortognática. A análise cefalométrica convencional pode ajudar a identificar a origem da má oclusão e, uma vez que o padrão esquelético dos pacientes adultos não pode ser alterado, a determinar se a cirurgia ortognática fará parte do tratamento.

Baumrind e Frantz (1971)[32] relataram que todas as análises cefalométricas são caracterizadas por uma reprodutibilidade moderada ou baixa, devido à seleção dos pontos de referência. A película da cabeça do paciente adulto é, portanto, utilizada apenas para algumas medidas, como as relacionadas à avaliação do prognatismo relativo da maxila e da mandíbula (SNA, SNB, SN-Pg), a inclinação da maxila (NSL/NL) e da mandíbula (NSL/ML). Estas podem ser complementadas por medições da inclinação dos incisivos, embora se saiba que estas últimas medições dão origem aos maiores erros, uma vez que os quatro incisivos estão normalmente sobrepostos.[22]

Uma vez que todos os problemas tenham sido identificados e categorizados, o plano de tratamento é formulado. É importante que o ortodontista considere se a oclusão pode ser restaurada dentro das posições dentárias existentes, ou se é necessário deslocar alguns dentes para obter um resultado satisfatório, estável, saudável e estético. É também importante indicar previamente se o sinal ou sintoma tem de ser aceite por não haver solução possível. O objetivo do tratamento ortodôntico do adulto é proporcionar uma oclusão fisiológica e facilitar outros tratamentos dentários, em vez de visar o conceito de oclusão ideal.

PLANEAMENTO DO TRATAMENTO

Os pacientes adultos têm muitas condições pré-existentes que não são vistas na população adolescente, incluindo perda dentária, displasias esqueléticas graves, doença periodontal e várias formas de DTM. Frequentemente, as condições pré-existentes que estão presentes no paciente adulto interferem no alcance dos objetivos gerais idealizados pelo ortodontista. Nesses casos de adultos, a tentativa de alcançar posições dentárias ideais, que são viáveis apenas em dentições com uma relação esquelética de Classe I, pode ser considerada um tratamento excessivo. Isso não quer dizer que a terapia ortodôntica fornecida seja menos precisa; ao contrário, sugere a necessidade de personalizar o tratamento ortodôntico para o paciente individual, de modo que a realização de qualquer objetivo (talvez a estética facial) não prejudique uma necessidade funcional menos óbvia, mas igualmente importante. Iniciar o tratamento sem conhecer os objetivos específicos de cada paciente ou com objetivos irrealistas pode levar ao fracasso do tratamento.[33]

Profitt[21] descreveu o "envelope de discrepância" para ajudar a definir os limites semi-quantitativos do tratamento ortodôntico. O 'envelope de discrepância' ilustra, de forma esquemática, onde o movimento dentário sozinho pode resolver o problema, onde os movimentos dentários precisam ser combinados com a modificação do crescimento e onde a cirurgia deve ser considerada para a correção (Figura 7.1). Os limites variam tanto pelo movimento dentário que seria necessário (os dentes podem ser movidos mais longe em algumas direcções do que noutras) como pela idade do paciente (os limites para o movimento dentário mudam pouco ou nada com a idade, mas a modificação do crescimento só é possível enquanto o crescimento ativo está a ocorrer). Como a modificação do crescimento em crianças permite alterações maiores do que as que são possíveis apenas com a movimentação dentária em adultos, algumas condições que poderiam ter sido tratadas apenas com ortodontia em crianças (por exemplo, um centímetro de overjet) tornam-se problemas cirúrgicos em adultos.

O "envelope de discrepância" delineia os limites da alteração dos tecidos duros em direção à oclusão ideal, mas as limitações dos tecidos moles não reflectidas no envelope de discrepância são frequentemente um fator importante na decisão de tratamento ortodôntico ou cirúrgico-ortodôntico. Além disso, as linhas que indicam os limites não devem ser consideradas como pontos de corte nítidos, mas sim como indicativos de uma "zona cinzenta" na qual mais de uma opção de tratamento pode ser considerada.

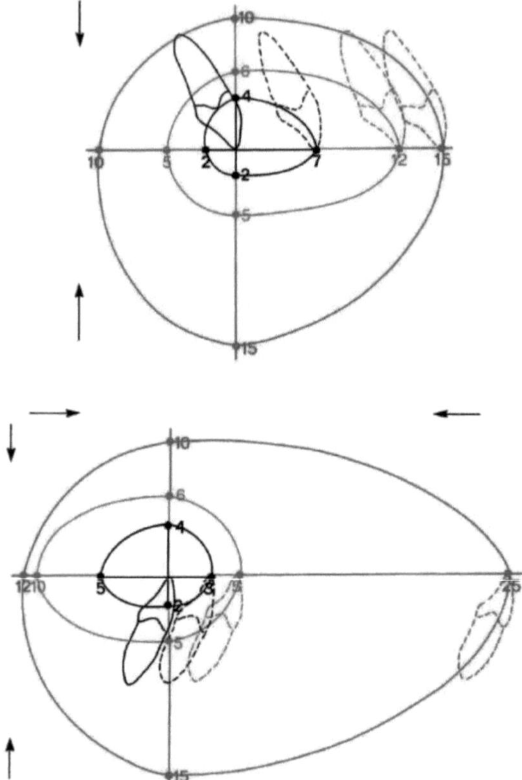

Figura 7.1: Com a posição ideal dos incisivos superiores e inferiores mostrada pela origem dos eixos *x* e *y*, o envelope de discrepância mostra a quantidade de mudança que poderia ser produzida apenas pelo movimento dentário ortodôntico (o envelope interno de cada diagrama); movimento dentário ortodôntico combinado com modificação do crescimento (o envelope médio); e cirurgia ortognática (o envelope externo). As possibilidades para cada direção de movimento não são simétricas. Por exemplo, o círculo interno para a arcada superior sugere que os incisivos superiores podem ser trazidos para trás até um máximo de 7 mm apenas pela movimentação ortodôntica dos dentes para corrigir a protrusão, mas podem ser movidos para frente apenas 2 mm. Os incisivos superiores podem ser extruídos 4 mm e deprimidos 2 mm. O círculo médio para os incisivos inferiores
indica que a mandíbula e os dentes mandibulares podem ser trazidos para a frente 10 mm por uma combinação de alterações de crescimento e movimento dentário, mas podem ser trazidos para trás (restringidos) em apenas 5 mm. Os círculos

exteriores sugerem que 10 mm é o limite para o avanço e intrusão cirúrgicos da maxila, embora a maxila possa ser retraída ou trazida para baixo até um máximo de 15 mm; a mandíbula pode ser recuada cirurgicamente 25 mm, mas avançada apenas 12.

Objectivos do tratamento de adultos

Os objectivos de tratamento ortodôntico geralmente aplicados de (1) estética dentofacial, (2) função estomatognática, (3) estabilidade e (4) oclusão estática e dinâmica de Classe I podem, muitas vezes, não ser realistas ou necessários para todos os pacientes adultos. O tratamento em que os objectivos gerais não são alcançados não está necessariamente comprometido; em vez disso, a mecanoterapia deve satisfazer o objetivo de fornecer a manipulação dentária mínima apropriada para o caso individual. Objectivos adicionais particularmente úteis para problemas de adultos que requerem substituição da dentição mas não requerem correção esquelética cirúrgica incluem:[33]

1. **Paralelismo dos dentes do pilar**

    Os dentes pilares devem ser colocados paralelamente aos outros dentes para permitir a inserção de substituições de unidades múltiplas e permitir restaurações que envolvam tanto os dentes anteriores como os posteriores. Uma restauração terá um melhor prognóstico se os dentes pilares estiverem paralelos antes da preparação do dente, porque essa posição não requer excesso de corte ou desvitalização durante a preparação do pilar e permite uma melhor resposta periodontal. Para os splints de arcada completa, os dentes posteriores devem estar razoavelmente paralelos aos pilares anteriores. Os pilares paralelos permitem uma melhor retenção da restauração e ajudam a prevenir a lavagem do cimento e as cáries (Figura 7.2).

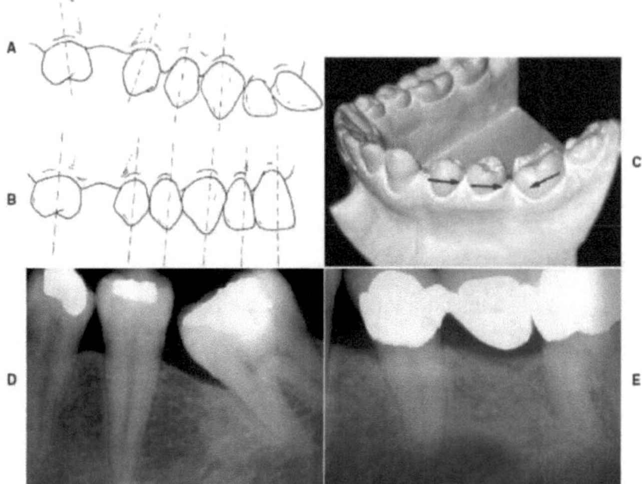

FIGURA 7.2: Objetivo 1 do tratamento de adultos. **A,** Desvio e alargamento dos dentes maxilares causados por mutilação, doença periodontal e forças oclusais e musculares. **B,** Preparação ortodôntica para produzir paralelismo dos segmentos anterior e posterior antes da dentisteria restauradora que envolve a estabilização total da arcada. **C,** Modelo inferior da arcada colapsada com o n.º 19 em falta. **D,** Radiografia do molar inclinado. **E,** Molar verticalizado e restauração colocada com as raízes paralelas.

2. Distribuição mais favorável dos dentes

Os dentes devem ser distribuídos uniformemente para a substituição de próteses fixas e removíveis nas arcadas individuais (Figura 7.3). Para além disso, devem ser posicionados de modo a que a oclusão dos dentes naturais possa ser estabelecida bilateralmente entre as arcadas.

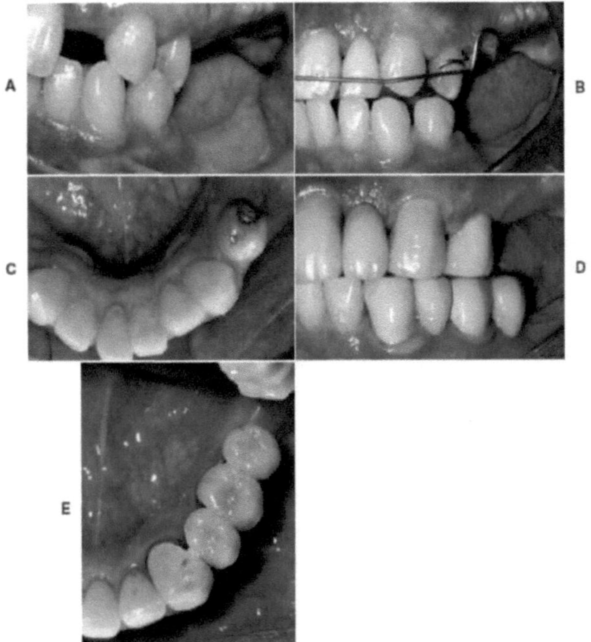

FIGURA 7.3: Objetivo de tratamento de adultos 2 **A,** Primeiros pré-molares, os únicos dentes presentes nos quadrantes maxilar e mandibular esquerdos de um homem de 56 anos. **B,** Foi utilizada uma combinação de aparelhos fixos e removíveis para mover o primeiro pré-molar mandibular um espaço de pôntico para distal no quadrante esquerdo. **C,** Pré-operatório **D,** Restauração final. O movimento distal do pilar do primeiro pré-molar criou um espaço pôntico entre o canino e o pilar distal do pré-molar. **E, A** melhor distribuição dos pilares permitiu esta restauração inferior esquerda de quatro unidades, evitando a necessidade de uma prótese parcial de extensão distal ou implantes.

3. Redistribuição das forças oclusais e incisais

Casos com perda óssea significativa (60% a 70%) requerem que as forças oclusais sejam direccionadas verticalmente ao longo ou no longo eixo das raízes para manter a dimensão vertical oclusal (Figura 7.4). Quando faltam os dentes posteriores, os dentes anteriores podem ser posicionados para permitir uma transferência de força mais direccionada axialmente e podem ser remodelados para funcionarem como dentes posteriores (suportando a dimensão vertical).

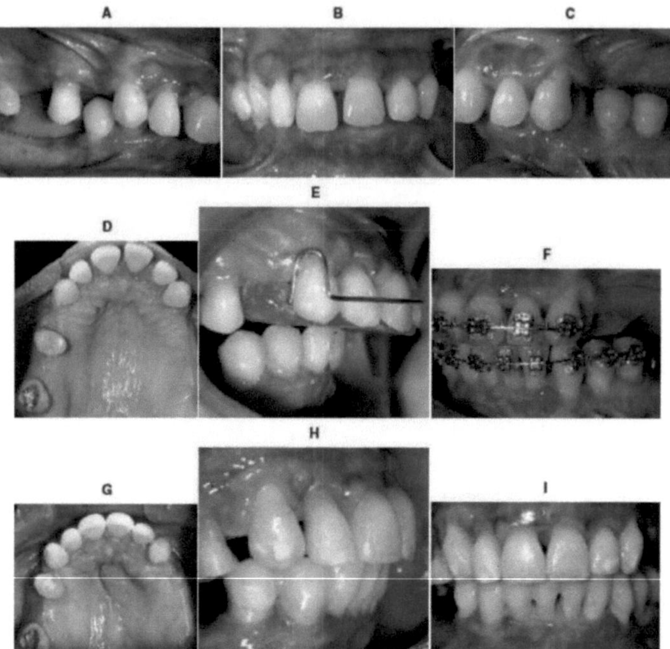

FIGURA 7.4: Objetivo de tratamento de adultos 3. **A,** Nenhum dente natural pára numa mulher de 45 anos. O contacto dentário inicial em relação cêntrica foi entre o primeiro pré-molar mandibular e o segundo pré-molar maxilar. **B,** Anteriormente, a mandíbula encaixa-se na arcada maxilar. **C,** Sem contacto dentário no lado esquerdo. **D,** As indentações do tecido mole indicam a localização do contacto do incisivo inferior com o palato. **E,** Protrusão maxilar severa. Foi utilizado um plano de mordida Hawley para localizar a relação cêntrica na vertical aceitável. **F,** Após o alinhamento da maxila e da mandíbula, foi colocada uma tala antes da osteotomia segmentar da maxila. A osteotomia posicionou os caninos maxilares axialmente para contactarem com a dentição inferior bilateralmente. **G,** Após a cirurgia, as plataformas oclusais colocadas nos caninos superiores suportam a dimensão vertical. **H,** Três anos após o tratamento. **I,** Anteriores inferiores colados com resina composta como forma de retenção

4. Espaço de embrasura adequado e posição correcta da raiz

Isto permite uma melhor saúde periodontal, especialmente quando é necessária a colocação de restaurações (Figura 7.5). A relação anatómica das raízes é importante na patogénese da doença periodontal, na limpeza interproximal e na colocação de materiais de restauração.

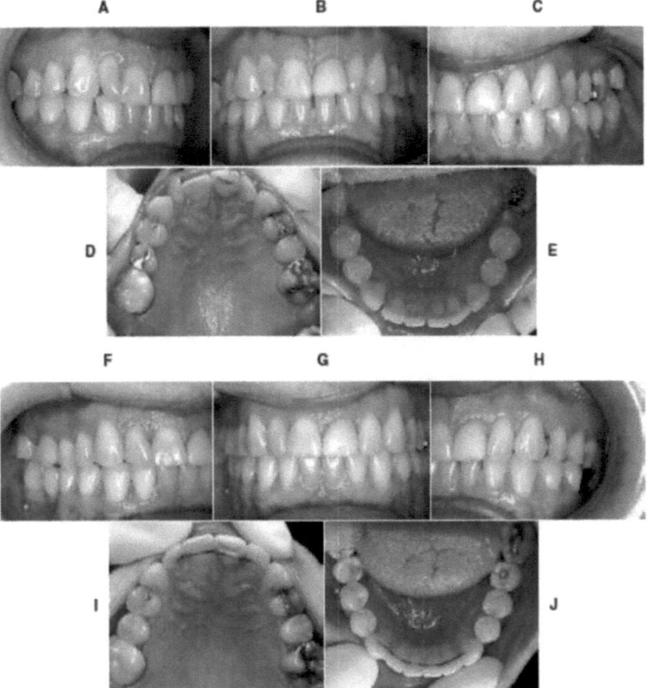

FIGURA 7.5: Objetivo de tratamento do adulto 4 **A-E, Fotografias** intra-orais pré-tratamento mostrando embrasures comprometidas e posição alterada da raiz dos segundos molares inferiores, impedindo restaurações adequadas. **F-J,** Fotografias intra-orais pós-tratamento mostrando a posição corrigida da coroa e da raiz. Note a correção da rotação do n.º 7 e a correção do espaçamento anterior inferior.

5. Plano oclusal aceitável e potencial para orientação incisal numa relação vertical satisfatória

Para estabelecer o plano oclusal aceitável para uma dentição mutilada que apresenta colapso da mordida, a placa de mordida Hawley (Figura 7.6) é inserida com a plataforma do plano anterior ajustada num ângulo reto em relação ao eixo longo dos incisivos inferiores. Isto permite uma relação cêntrica numa relação vertical aceitável.

Mesmo com plataformas alargadas em padrões de Classe II, os doentes conseguem normalmente falar bem. No entanto, se a dimensão vertical for excessiva, assobiarão involuntariamente e queixar-se-ão de fadiga muscular pela manhã, ou o acrílico desenvolverá linhas gravadas ou estrias de desgaste. Quando devidamente ajustado na altura vertical correcta, o plano de mordida permite uma atividade neuromuscular bilateral simultânea. É importante que não haja contacto entre os dentes posteriores durante os movimentos excursivos e que não ocorram interferências entre os dentes anteriores enquanto o plano de mordida estiver no lugar. Tais interferências impedirão o paciente de demonstrar atividade neuromuscular bilateral simultânea e a localização correcta da relação cêntrica.

A curva de Spee deve ser suave a plana bilateralmente. Isso é difícil de conseguir se os molares supra-erupcionados estiverem presentes. No entanto, o segmento posterior mais extruído será o fator determinante para determinar o potencial de uma solução ortodôntica numa vertical aceitável. Os molares adultos com restaurações de amálgama, recessão pulpar normal e constrições mistas, muitas vezes, podem ser reduzidos oclusalmente de 2 a 4 mm e ainda permitir a colocação de restaurações sem a necessidade de revitalização. Com o auxílio da musculatura pesada, os molares podem ser intruídos de 1 a 2 mm no tratamento. O tratamento ortodôntico unilateral de um plano oclusal acentuado deve ser evitado; um lado não pode ser deixado extruído.

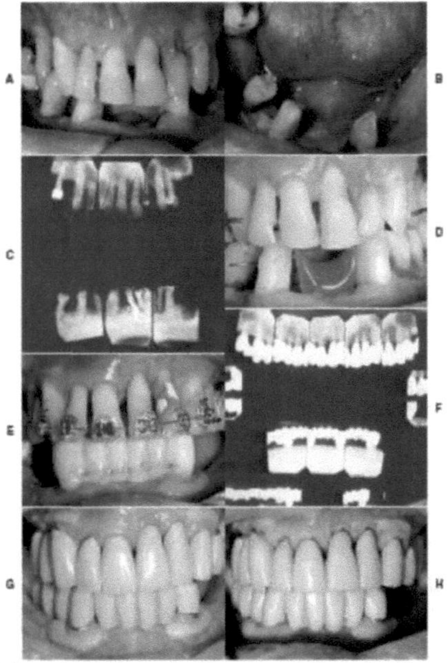

FIGURA 7.6: Objetivo de tratamento 5 para adultos. **A,** Sem paragens oclusais bilateralmente num paciente de 61 anos. O pré-molar inferior direito tinha apenas fixação de tecido mole. **B,** Caninos inferiores com inclinação lingual e móveis. **C,** Pré-operatório. **D,** Foram colocados aparelhos removíveis superiores e inferiores para suportar a altura vertical e mover cada canino inferior labialmente sobre o seu suporte basal. **E,** Após os caninos inferiores terem sido posicionados axialmente, o dentista restaurador colocou uma restauração provisória. Em seguida, foi adicionada uma plataforma ao aparelho superior (para determinar a vertical satisfatória), e os incisivos superiores foram alinhados. **F,** Sete anos de pós-operatório. **G,** Restauração final. **H,** Acompanhamento de vinte anos do paciente com perda avançada de inserção.

5. Relações oclusais adequadas

Como descrito anteriormente para pacientes adultos, a dimensão transversal é a mais difícil de ser corrigida e mantida ortodonticamente, a sagital vem em seguida e a vertical é a menos difícil. No entanto, quando os dentes são restaurados, eles devem ser posicionados de forma a obter pontos de referência vestibulolinguais aceitáveis. As mordidas cruzadas posteriores que envolvem cirurgia devem ser posicionadas de modo que as cúspides vestibulares maxilares entrem em contacto com as fossas centrais inferiores com o crossover para orientação incisal na área dos pré-molares ou nas posições dos caninos (Figura 7.7).

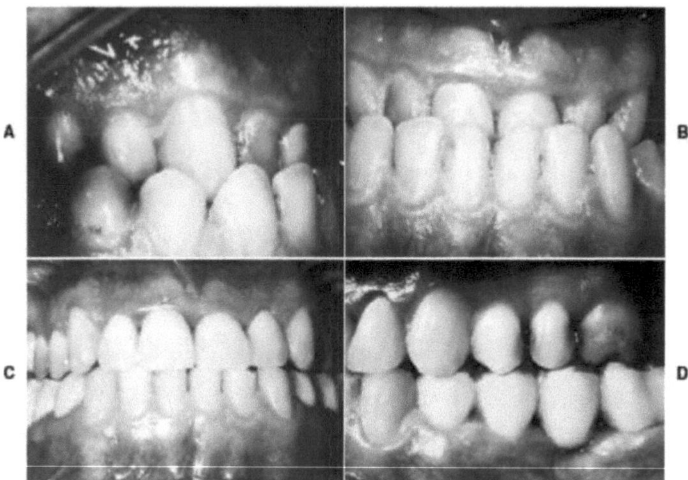

FIGURA 7.7: Objetivo de tratamento do adulto 6. **A, B,** Relação de Classe III com discrepância esquelética transversal grave que exigiu reconstrução posterior inferior. **C,** O segmento anterior podia ser posicionado normalmente para fornecer orientação incisal. A oclusão posterior foi deixada em mordida cruzada devido à deficiência transversal da maxila. **D,** Observe o esquema oclusal que permite que a mordida cruzada ocorra na área dos pré-molares.

6. Melhor competência labial e apoio

Muitos adultos têm lábios superiores longos que impedem uma retração significativa da maxila. Nos casos que requerem restaurações anteriores, a retração é recomendada para alcançar a competência labial, mantendo o suporte labial. A restauração pode então ser moldada para fornecer orientação incisal sobre os caninos ou por 1 ou 2 mm de extensão palatina dos incisivos. Os incisivos com uma extensão palatina superior a 1 ou 2 mm causam uma irritação constante dos tecidos moles palatinos. Em alguns casos de Classe II, divisão 1 (quando a cirurgia ortognática é rejeitada), os incisivos inferiores podem ser avançados para uma posição mais procumbente do que a norma ortodôntica habitual para estabelecer a orientação incisal. Com a ajuda de posições bilaterais posteriores alargadas (ângulo do plano mandibular incisivo [IMPA] 105 a 120 graus). Em alguns pacientes de Classe III também, os incisivos superiores podem ser mantidos em relação estável (mesmo que mais alargados do que o normal) com restaurações posteriores. Um suporte inadequado pode criar uma alteração da posição anteroposterior e vertical do lábio superior e aumentar as rugas. Este facto faz com que o rosto pareça prematuramente envelhecido e é uma das principais preocupações estéticas dos adultos, especialmente das mulheres, que normalmente são

ansioso com as alterações do lábio superior (Figura 7.8).

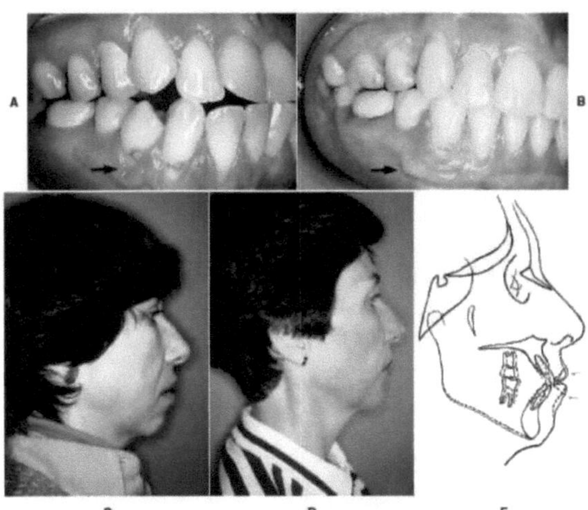

FIGURA 7.8: Objetivo do tratamento ortodôntico em adultos 7 **A,** Oclusão direita pré-tratamento ilustrando mordida aberta, incisivos superiores e inferiores protrusivos com apinhamento e recessão gengival *(seta).* **B, Oclusão** direita pós-tratamento, ilustrando a correção da má oclusão pré-existente e a retração dos incisivos com a extração dos nº 5, nº 12, nº 21 e nº 28 e a correção da recessão gengival *(seta).* **C,** Perfil pré-tratamento mostrando incompetência labial causada por protrusão dentoalveolar. **D,** Perfil pós-tratamento mostrando melhora da competência labial e relaxamento do mento. **E,** Sobreposição cefalométrica mostrando a correção da protrusão incisiva e a subsequente melhoria da posição dos lábios *(setas).*

7. Melhoria da relação coroa/raiz

Em pacientes adultos que perderam osso em dentes individuais, o comprimento da coroa clínica pode ser reduzido com a peça de mão de alta velocidade; à medida que o dente é erupcionado ortodonticamente (a mesma quantidade de osso permanecerá na raiz clínica), a relação coroa/raiz será melhorada (Figura 7.9).

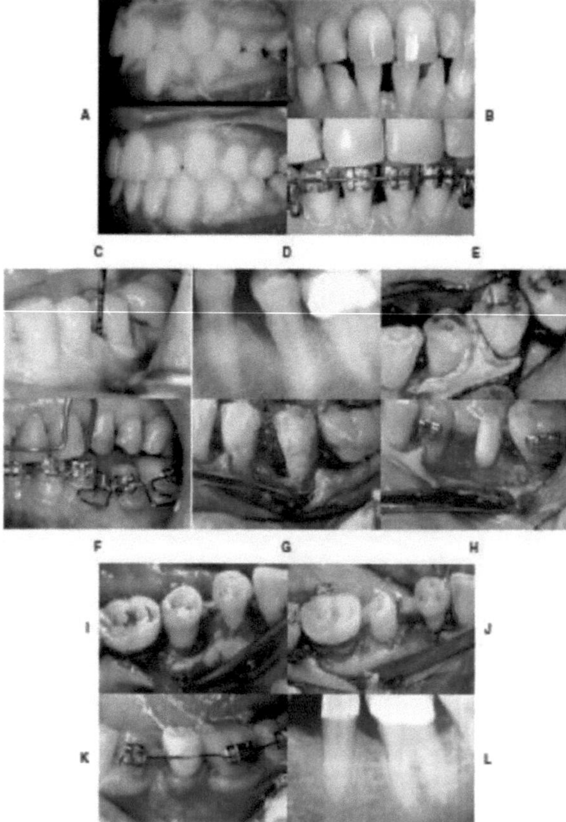

FIGURA 7.9: Objetivo de tratamento do adulto 8. **A,** Antes da correção de uma mordida cruzada de incisivo. Note a posição gengival normal no incisivo lateral inferior esquerdo deslocado labialmente num paciente de 14 anos de idade. Após o alinhamento do incisivo inferior, as margens gengivais eram confluentes. **B,** Zona estreita de gengiva aderida num paciente de 61 anos de idade. À medida que os incisivos inferiores foram retraídos e

8. Melhoria ou correção de defeitos mucogengivais e ósseos

O reposicionamento adequado dos dentes proeminentes na arcada irá melhorar a topografia gengival (Figura 7.10). Nos adolescentes, os braquetes são colocados para nivelar as cristas marginais e as pontas das cúspides. Nos adultos, o objetivo deve ser nivelar a crista óssea entre as junções cemento-esmalte adjacentes. Foi demonstrado que a necessidade de cirurgia óssea e mucogengival pode ser diminuída por alterações favoráveis da topografia óssea e dos tecidos moles durante a movimentação dentária. Por isso, os attachments devem ser colocados em dentes individuais para permitir o nivelamento do aparelho de attachment. Isto cria uma arquitetura óssea mais fisiológica com o potencial de corrigir certos defeitos ósseos. Durante as fases de nivelamento, qualquer

Os dentes que tenham erupcionado acima do plano oclusal devem ser grosseiramente reduzidos oclusalmente. Além disso, deve ser feito um ajuste contínuo para evitar que o paciente contacte prematuramente

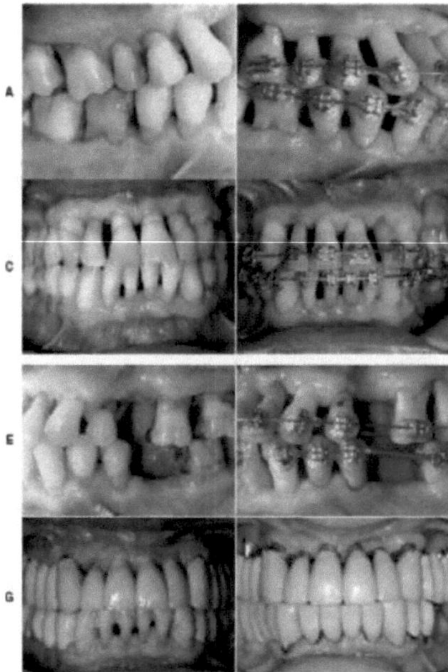

FIGURA 7.10: Objetivo de tratamento de adultos 9 e 10. **A, C, E,** Forma gengival após com os dentes posteriores individuais

e causando traumas oclusais.

inflamação e terapia oclusal com um plano de mordida num homem de 58 anos. Em pacientes com colapso da mordida posterior, os dentes posteriores são desarticulados com um aparelho de plano de mordida Hawley durante a destartarização e o alisamento radicular. **B, D, F,** Posicionamento axial dos dentes. Note as alterações na forma da gengiva. **G,** Dois anos após o tratamento. **H,** Vinte e dois anos de acompanhamento.

9. Melhor auto-manutenção da saúde periodontal

A localização da margem gengival é determinada pela inclinação axial e pelo alinhamento do dente. Clinicamente, parece que uma melhor auto-manutenção da saúde periodontal ocorre com a posição correcta dos dentes. Isso pode ser observado em pacientes adultos como resultado da correção do colapso da mordida e do desvio mesial acelerado (Figura 7.10).

Os pacientes que necessitam de manutenção periodontal semanal durante as fases iniciais de nivelamento da terapia podem necessitar de destartarização e planeamento radicular menos frequentes à medida que o estado periodontal melhora. A má posição dos dentes e a preparação incorrecta dos dentes antes da dentisteria restauradora irreversível são factores causais que podem contribuir para a doença periodontal. Para uma melhor saúde periodontal numa base de padrão individual, os dentes devem ser posicionados corretamente sobre o seu suporte ósseo basal. No tratamento não cirúrgico das más oclusões esqueléticas de Classe III e Classe II, existe um equilíbrio delicado entre as posições dentárias desejáveis do ponto de vista periodontal e a realização de outros objectivos do tratamento não cirúrgico.

10. Melhoria estética e funcional

Um plano deve proporcionar uma estética dentofacial aceitável e permitir uma função muscular melhorada, fala normal e melhorias mastigatórias. Isto é possível quando se proporciona uma oclusão terapêutica que permite que os dentes anteriores funcionem como desarticuladores e os dentes posteriores suportem a dimensão vertical (Figura 7.11).

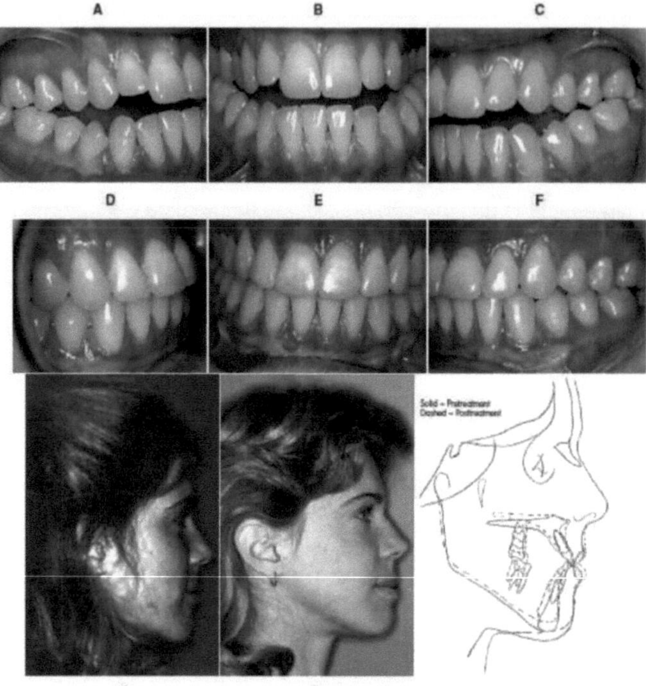

FIGURA 7.11: Objetivo 11 do tratamento ortodôntico em adultos. **A-C,** Fotografias intra-orais pré-tratamento mostrando mordida aberta anterior significativa e mordida cruzada posterior. **D-F, Fotografias intra-orais** pós-tratamento que mostram a correção da má oclusão através de uma sequência de tratamento que incluiu *(1)* terapia com splint para melhorar o conforto, *(2)* enxerto gengival da parte anterior inferior para proteger de novas recessões, *(3)* descompensação ortodôntica e alinhamento para preparar a cirurgia da mandíbula, *(4)* cirurgia ortognática com impactação posterior da maxila e auto-rotação mandibular com recuo mandibular, *(5)* conclusão do tratamento ortodôntico e *(6)* estabilização com terapia contínua de proteção nocturna. **G, Fotografia de** perfil pré-tratamento. **H, Fotografia de perfil** pós-tratamento **I,** Sobreposição cefalométrica mostrando as mudanças gerais que acompanharam o tratamento interdisciplinar

11. O melhor resultado com o menor risco (utilizando uma abordagem minimamente invasiva)

À medida que a tecnologia aumenta as opções terapêuticas, cabe cada vez mais aos prestadores de tratamento avaliar as vantagens e desvantagens de cada opção de tratamento disponível. Por exemplo, certas situações esqueléticas limítrofes podem beneficiar de um diagnóstico terapêutico judicioso que permita aos profissionais e ao doente obter um resultado igual ao que obteriam se a cirurgia dos maxilares fizesse parte do plano de tratamento.

3D VTO no planeamento do tratamento[22]

Quando o paciente decide fazer o tratamento, o objetivo do tratamento pode ser estabelecido através de um objetivo de tratamento visual tridimensional (3D VTO), que consiste num oclusograma combinado com o traçado de uma película da cabeça ou através da simulação dos movimentos dentários desejados em modelos virtuais. Em pacientes adultos, nos quais não se espera que alterações relacionadas com o crescimento influenciem o resultado do tratamento, os movimentos dentários necessários para atingir o objetivo do tratamento podem ser definidos com maior clareza.

Realização de um oclusograma

Ao ilustrar o objetivo do tratamento em relação a um oclusograma, o ortodontista terá de

- Definir a linha de simetria do paciente
- Indicar o movimento desejado dos dentes anteriores
- Indicar uma dimensão transversal provisória para ambas as arcadas nas regiões pré-molar e molar
- Escolher a forma do arco anterior

Uma vez que os movimentos dentários planeados são indicados no oclusograma, isto permitirá ao clínico

- Simular a oclusão pré-tratamento
- Efetuar uma análise do espaço
- Avaliar as alterações necessárias no comprimento e na largura das arcadas superior e inferior
- Simular os movimentos horizontais dos dentes
- Avaliar os requisitos de ancoragem
- Estimar as discrepâncias entre o tamanho dos dentes e o tamanho

da arcada

- Definir os sistemas de forças necessários para os movimentos dentários planeados

- Comparar o resultado final pós-tratamento com os movimentos previstos indicados nos oclusogramas pré-tratamento

O oclusograma convencional, tal como descrito por Burstone e Marcotte (2000), baseia-se numa imagem dos modelos de estudo ou numa vista oclusal de modelos virtuais. Antes de produzir uma imagem dos modelos de estudo, estes têm de ser colocados em oclusão com um pedaço fino de seda de articulação ou uma mordida de cera para localizar as áreas de contacto oclusal. Os oclusogramas aplicados por Bjork e Skieller (1972) foram produzidos a partir de desenhos de fotografias ou fotocópias dos modelos de estudo. No caso dos modelos virtuais, os contactos oclusais já estão indicados nos modelos.

Ao efetuar um oclusograma manualmente, devem ser delineadas as seguintes estruturas:

- Os contornos gengivais dos dentes
- Cristas incisais e cristas das cúspides vestibulares
- Sulcos centrais e pontas das cúspides
- Rugas palatinas e rafe palatina média
- Pontos de referência utilizados na sobreposição do oclusograma superior e inferior (Figura 7.12)

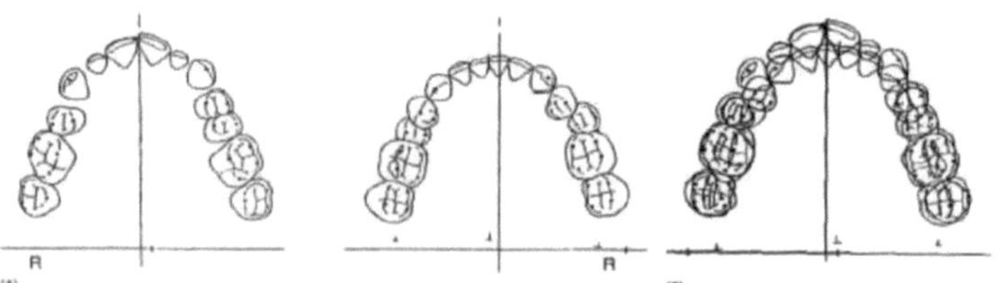

Figura 7.12: (1) Oclusogramas desenhados à mão. (2) Oclusogramas sobrepostos aos contactos oclusais para simular a oclusão

O primeiro passo ao produzir uma VTO é determinar a posição da linha média dentária pós-tratamento no molde dentário superior ou inferior. Para isso, é selecionada a arcada em que são necessárias menos correcções. A linha média dentária anterior deve, se possível, coincidir com a linha média facial, que é determinada a partir da vista frontal do doente ou de uma radiografia frontal (Figura 7.13).

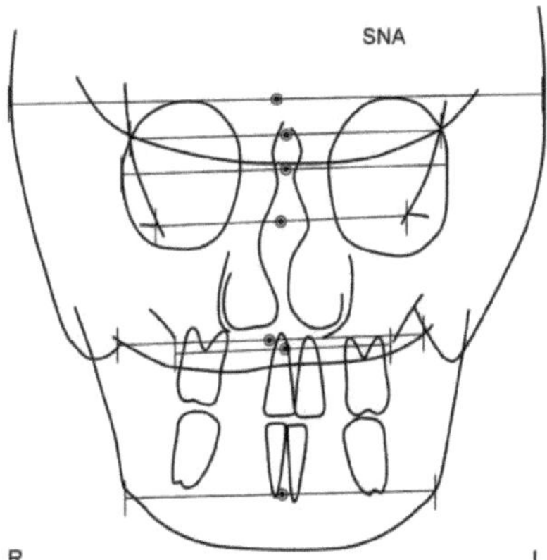

Figura 7.13: Radiografia frontal na qual são indicados os pontos de referência bilaterais e os pontos médios

A linha média facial é indicada como um ponto no oclusograma. Uma vez uma linha média foi determinada em relação a um dos dois arcos dentários, é transferida para o outro arco sobrepondo os arcos nos pontos de contacto oclusais (Figura 7.14).

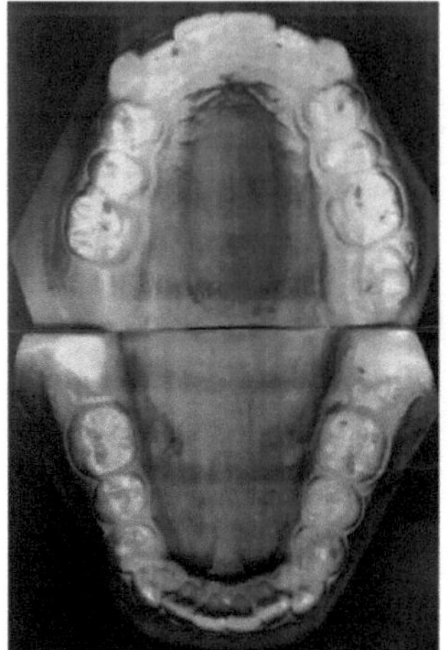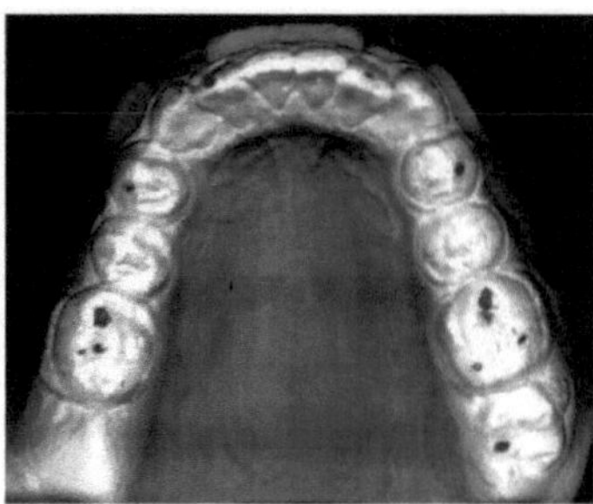

Figura 7.14: Oclusogramas copiados em papel transparente (esquerda). Isto torna possível a sobreposição direta (direita).

Nos doentes sem assimetria facial, a linha média facial, as linhas médias dentárias e a linha média anatómica coincidem e correspondem à rafe mediana. No caso de assimetria facial, a posição futura das linhas médias dentárias deve ser determinada primeiro. Frequentemente, a linha interpupilar é usada como referência e o plano oclusal é planeado paralelamente a esta linha, uma vez que a face parece menos assimétrica do que se se tentasse adaptar as linhas médias dentárias à face (Figura 7.15). As linhas médias dentárias previstas devem corresponder ao ponto médio interpupilar e podem ser modificadas em relação a grandes assimetrias noutras partes da face, especialmente assimetrias do nariz.

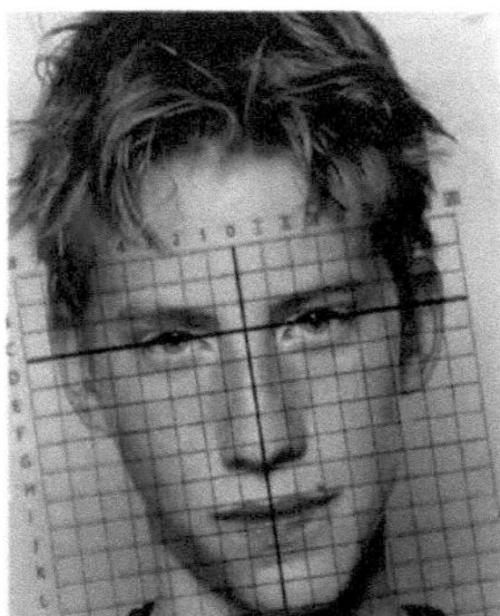

Figura 7.15: Doente com uma assimetria óbvia. A linha média facial pode, neste caso, ser definida como a perpendicular ao ponto médio da linha interpupilar.

Para além das linhas médias dentárias, Burstone e Marcotte (2000) descreveram uma linha média da base apical, definida como o ponto médio entre a parte apical das raízes dos incisivos superiores e inferiores (Figura 7.16). A comparação desta linha média com a linha média dentária, definida como o ponto de contacto incisal, indica se os incisivos estão na vertical ou inclinados mesiodistalmente. Isto só pode ser avaliado numa radiografia frontal ou numa imagem 3D. Uma vez determinadas, as linhas médias dentárias podem ser representadas como pontos anteriores no oclusograma.

A forma das arcadas determina o ponto posterior que define a linha média. A linha média pode ser desenhada correspondendo à rafe mediana, à linha média anatómica ou à linha média geométrica obtida quando se dobra o oclusograma de modo a que os molares de um lado cubram os molares contralaterais, desde que não estejam rodados ou inclinados (Figura 7.17). Se for este o caso, deve ser assumida uma simulação da posição vertical, não rodada.

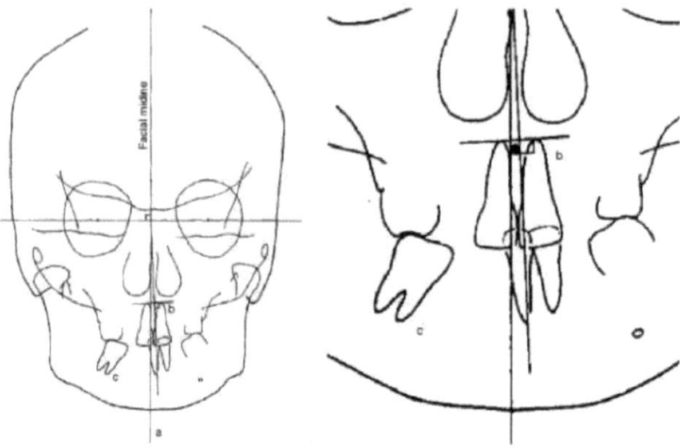

Figura 7.16: 1) Traçado de uma radiografia frontal com marcação das linhas médias facial e da base apical. (2) Imagem numa ampliação maior com a linha média da base apical indicada entre os ápices dos incisivos superiores. Recomenda-se a utilização de um ponto entre o terço superior das raízes, uma vez que o encurtamento de uma raiz pode influenciar a linha média apical.

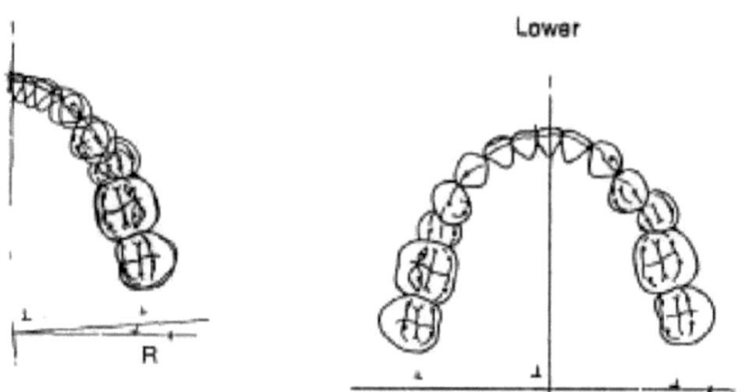

Figura 7.17: A linha média geométrica pode ser verificada dobrando-se o oclusograma de modo que os molares dos dois lados fiquem sobrepostos. Isso só pode ser feito se não houver movimentos dentários locais.

Uma vez determinada a linha média numa das duas arcadas, esta será transferida para a outra arcada através da sobreposição dos oclusogramas em pelo menos três contactos oclusais (Figura 7.18).

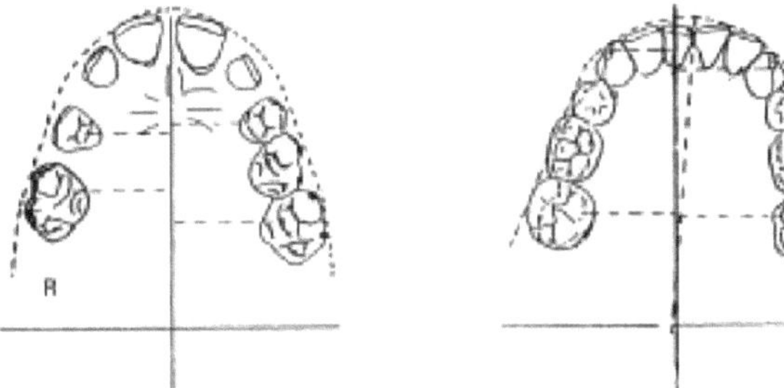

Figura 7.18: Paciente com uma mordida cruzada no lado direito e um deslocamento da linha média inferior para a direita. A arcada inferior está rodada para a direita. Linha contínua: linha média facial; linha pontilhada: linha média geométrica.

Combinação do oclusograma com o filme da cabeça

A transferência é efectuada da seguinte forma: O plano oclusal funcional deve ser indicado no traçado; este plano pode ser definido em relação à inclinação dos pré-molares. O plano oclusal funcional é frequentemente definido como a linha que se estende desde o ponto de contacto oclusal distal dos molares inferiores até um ponto que bissecta a sobremordida ou até um ponto de contacto oclusal na região dos primeiros pré-molares. Uma perpendicular é então construída para este plano a partir do ponto mais proeminente dos incisivos inferiores e superiores (Figura 7.19).

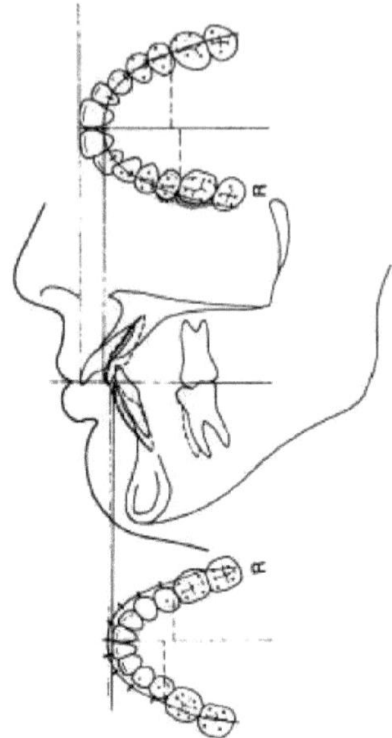

Figura 7.19: Combinação da película da cabeça com o oclusograma. As linhas médias são paralelas ao plano oclusal.

Em seguida, traça-se uma linha paralela ao plano oclusal e coloca-se o oclusograma superior sobre o traçado no ponto em que esta linha intersecta a linha que indica a proeminência dos incisivos superiores, coincidindo o ponto mais anterior da arcada com a intersecção e a linha média paralela ao plano oclusal. Alternativamente, a linha perpendicular pode ser traçada através da incisão, que não é necessariamente o ponto mais proeminente do contorno do dente. Neste caso, a linha irá sempre intersectar a linha média num ponto das bordas incisais (Figura 7.20). O oclusograma inferior é colocado da mesma forma, abaixo do traçado. As linhas médias dos oclusogramas são então paralelas aos planos oclusais.

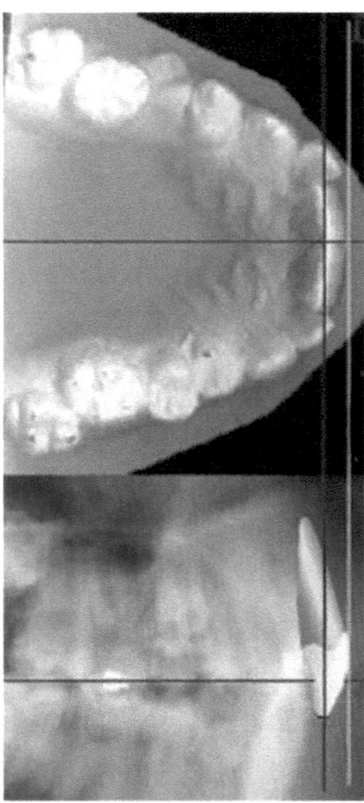

Figura 7.20: Nos casos em que os incisivos estão retroinclinados, o ponto de incisão não é o ponto mais proeminente do dente visto na película lateral da cabeça. Ao combinar o cefalograma lateral e as vistas oclusais da arcada dentária, é necessário decidir se se deve utilizar o ponto mais proeminente ou a incisão ao construir a perpendicular ao plano oclusal. No entanto, é importante ser consistente ao escolher o ponto onde a linha perpendicular deve intersectar a linha média da arcada dentária e os incisivos no cefalograma. No exemplo acima, a incisão é definida como a linha azul que passa pelo bordo incisal, embora o ponto mais proeminente esteja próximo do contorno gengival.

O planeamento dos movimentos dentários é um processo iterativo que começa com o posicionamento do incisivo superior no traçado. Embora a posição do incisivo inferior em relação ao osso basal da mandíbula tenha sido geralmente utilizada como base para o planeamento do tratamento, deve ser dito que esta tradição não se baseia em qualquer evidência científica. Uma vez que os incisivos superiores têm um maior impacto na aparência facial, é importante que a definição do objetivo do tratamento comece com a colocação dos incisivos superiores.

Uma vez que os incisivos superiores foram colocados, os

movimentos necessários dos incisivos inferiores podem ser determinados (Figura 7.21). O próximo passo na definição do objetivo do tratamento será determinar a colocação final dos incisivos inferiores. Se os movimentos dentários necessários para atingir este objetivo forem considerados irrealistas, o posicionamento dos incisivos superiores tem de ser modificado até se estabelecer uma posição aceitável dos incisivos inferiores. Através deste processo iterativo, a posição antero-posterior dos incisivos é determinada. As posições previstas dos incisivos são então transferidas para os oclusogramas. De seguida, devem ser definidas as arcadas dentárias.

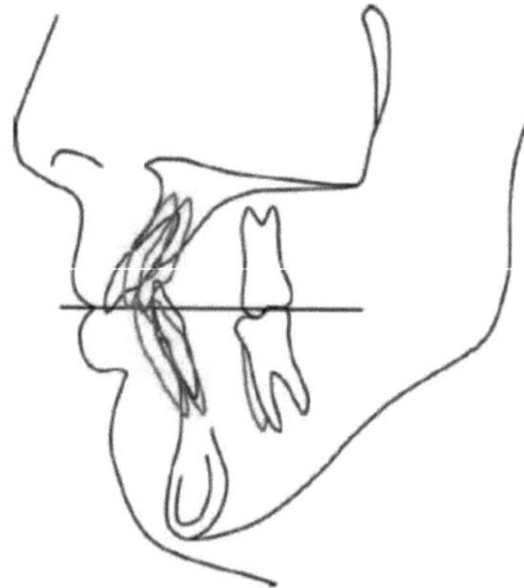

Figura 7.21: Uma vez determinada a colocação dos incisivos superiores, os movimentos do incisivo inferior podem ser simulados de modo a obter uma relação incisiva desejável. Se a posição desejada dos incisivos superiores (vermelho) exigir demasiado movimento para a frente dos incisivos inferiores, deve ser determinada uma nova posição de compromisso (azul) para os incisivos superiores.

Em doentes adultos, é frequentemente des

Não é desejável corrigir um overjet através do movimento para a frente dos incisivos inferiores, uma vez que a retração dos incisivos superiores irá frequentemente influenciar o rosto de uma forma negativa, fazendo com que o paciente pareça mais velho devido ao aumento do ângulo nasolabial e ao comprimento relativo do lábio superior.

Devido ao risco de terminar com uma exposição insuficiente das coroas dos incisivos superiores, vários ortodontistas têm sido da opinião de que a intrusão dos incisivos superiores deve ser evitada. No entanto, isto nem sempre é possível, uma vez que existem frequentemente efeitos benéficos da intrusão sobre incisivos superiores erupcionados e periodontalmente danificados. Também é importante considerar a intrusão e a proclinação dos incisivos inferiores quando se corrige uma mordida profunda.

Se não existirem problemas transversais, não são indicadas quaisquer alterações quando as arcadas são desenhadas através dos pontos de contacto no oclusograma, mantendo-se assim a largura da arcada existente (Figuras 7.22 e 7.23). Este procedimento pode ser efectuado manualmente ou simulado através de um programa informático. O próximo passo é marcar a dimensão mesiodistal de cada dente na forma de arco escolhida, começando com os incisivos centrais. Ao chegar aos molares, pode estimar-se se há falta ou excesso de espaço (Figura 7.24).

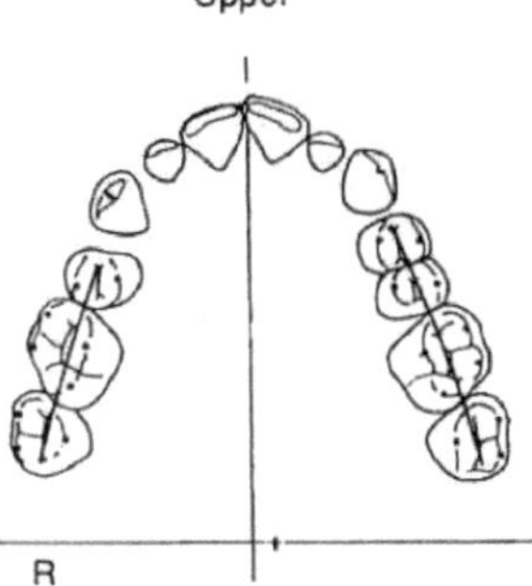

Figura 7.22: É desenhada uma linha através dos pontos de contacto de ambos os segmentos vestibulares na imagem do molde de estudo. Na ilustração, falta um pré-molar num dos lados e a largura da arcada é ligeiramente diferente nos dois lados. Se não forem planeadas alterações à largura da arcada, a forma da arcada será a indicada aqui através dos pontos de contacto.

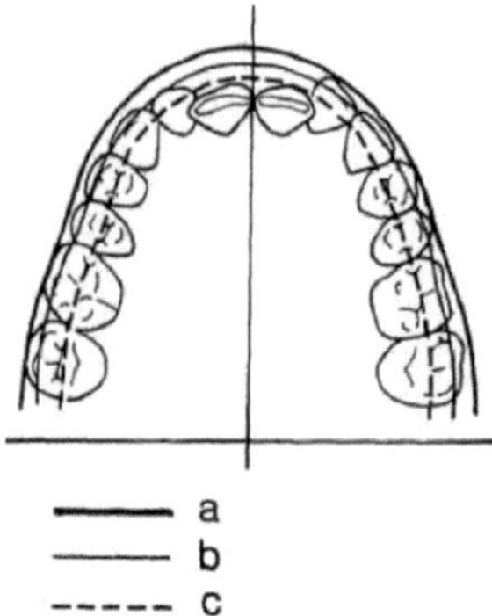

Figura 7.23: São possíveis três formas de arcada diferentes: (a) a forma de arcada do fio de arcada pré-formado; (b) uma forma de arcada que passa pelas cúspides vestibulares; e (c) uma forma de arcada que passa pelos pontos de contacto, que é a forma de arcada utilizada para a avaliação do espaço.

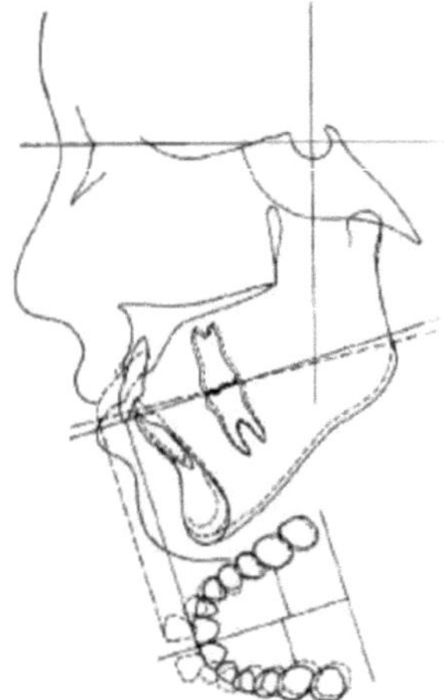

Figura 7.24: Oclusograma combinado e traçado do filme da cabeça de um paciente no qual o tratamento envolveu a extração de dois pré-molares e a retração e intrusão dos incisivos superiores. Na arcada inferior já tinham sido extraídos dois pré-molares.

Em caso de falta de espaço, são possíveis duas soluções: redução do material dentário ou criação de espaço. Esta última indicaria que a posição dos incisivos tem de ser novamente modificada com um aumento do comprimento da arcada através da proclinação dos incisivos: 1 mm de proclinação proporcionaria um espaço adicional de 2 mm. Uma alternativa seria um aumento da largura da arcada, o que significa uma expansão transversal da arcada. Nesta fase, tem de ser avaliado se o espaço que pode ser ganho através da criação de espaço é suficiente para resolver um possível apinhamento ou se ainda é necessária uma redução da substância dentária através de remoção ou extração. Nalguns pacientes, um aumento do comprimento da arcada resultará na abertura de espaço para um implante ou uma ponte e a abertura de espaço tem de ser de um tamanho que permita uma oclusão aceitável.

Este processo manual pode ser moroso e um processo informatizado pode facilitar consideravelmente o processo e permitir a elaboração de vários planos de tratamento alternativos.

O oclusograma computorizado

Fiorelli e Melsen (CD-ROM, Libra, 2008) desenvolveram um software informático através do qual a OVT pode ser efectuada mais rapidamente e com maior reprodutibilidade. A primeira versão do software baseava-se na aquisição das vistas oclusais dos moldes dentários e do cefalograma lateral com um scanner plano. Atualmente, está a ser utilizada uma versão posterior em que os moldes virtuais são combinados com as radiografias digitais.

Uma vez que o utilizador tenha escolhido uma linha de simetria (Figura 7.25), a posição final dos dentes anteriores (Figura 7.26) e a dimensão transversal das arcadas e a sua forma (Figura 7.27), a combinação do oclusograma com o filme da cabeça é feita automaticamente pelo software.

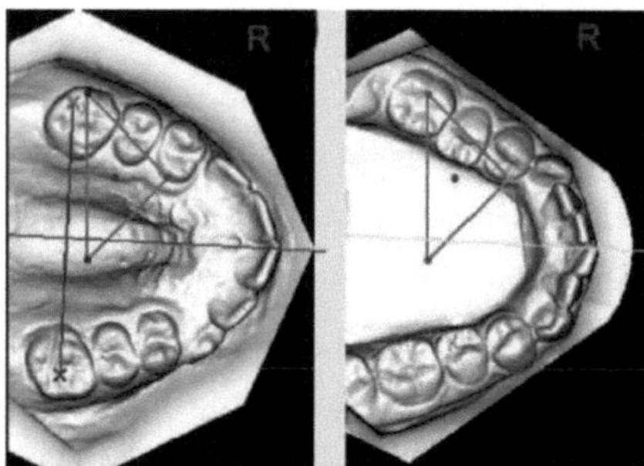

Figura 7.25: Software de oclusograma 3D (3DO). A linha média geométrica é calculada automaticamente, clicando em dois pontos (neste caso, as cruzes verde e azul na arcada superior) que são considerados simétricos numa das arcadas dentárias. Uma linha média correspondente é calculada automaticamente na segunda arcada (linha amarela).

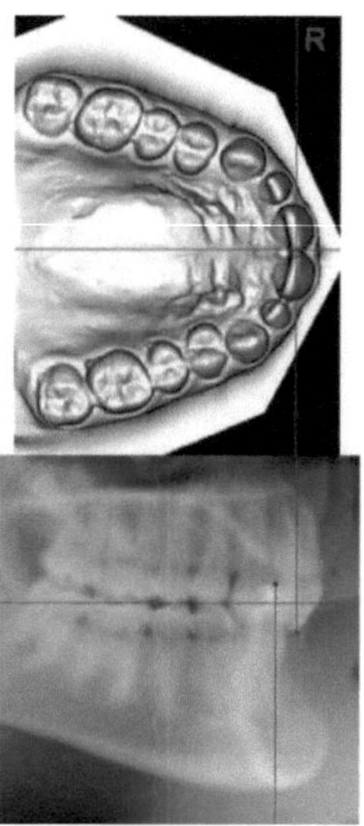

Figura 7.26: 3DO. O ortodontista decide a posição desejada dos dentes anteriores na radiografia e, ao mesmo tempo, o software define o limite anterior das arcadas dentárias (onde as linhas vermelhas se cruzam).

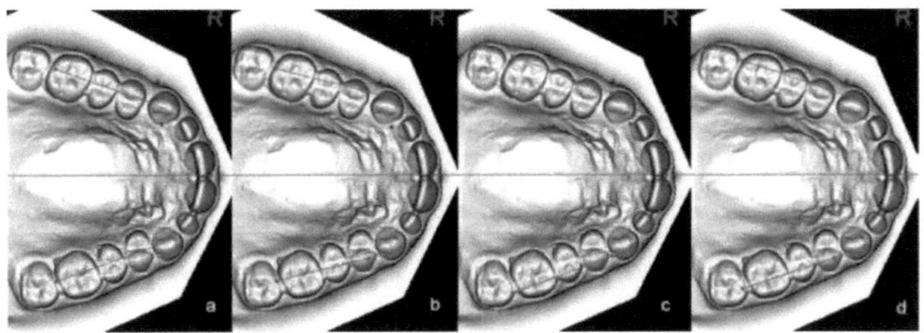

Figura 7.27: 3DO. Traçado do arco. O ortodontista pode alterar a forma e o tamanho da arcada movendo três pontos de controlo: um na área molar, outro na área pré-molar e o último na região anterior. Posteriormente, o software traça dois arcos de coordenadas com base na linha de simetria definida e no limite anterior dos arcos. a) Tamanho transversal do arco não modificado, este arco passa perto dos pontos de contacto existentes na região posterior; o limite anterior já está determinado pelo deslocamento dos dentes da frente que foi previamente decidido na radiografia. b) Expansão posterior apenas na área dos pré-molares c) Expansão posterior tanto na área dos molares como dos pré-molares d) Expansão posterior e anterior (a convexidade da curvatura anterior é aumentada).

No final, as dimensões mesiodistais dos dentes podem ser medidas digitalmente diretamente na imagem projetada na tela do computador ou as medidas realizadas nos modelos de estudo podem ser transferidas para as imagens digitais. O programa de computador indicará as dimensões dos dentes alinhados ao longo das arcadas construídas (Figura 7.28). Se forem planeadas extracções, o utilizador pode simulá-las definindo um tamanho de dente como 0, ou se for planeada a redução/aumento do tamanho do dente, isto pode ser simulado alterando o tamanho. Finalmente, o software fornece uma imagem das relações previstas entre as arcadas superior e inferior (Figura 7.29) e uma ajuda visual para simular os movimentos dentários necessários (Figura 7.30).

As vantagens do procedimento computorizado são a redução do tempo de execução, maior precisão e, especialmente, a possibilidade de simular diferentes opções de tratamento, alterando apenas um único parâmetro de entrada. De facto, uma vez concluída a simulação do tratamento, o clínico pode explorar outras possibilidades, alterando a posição final desejada dos incisivos no cefalograma lateral, o tamanho ou a forma da arcada, a linha de simetria ou a estratégia de extração/não extração. Com a alteração de apenas um destes parâmetros, o software recalculará imediatamente toda a simulação do tratamento.

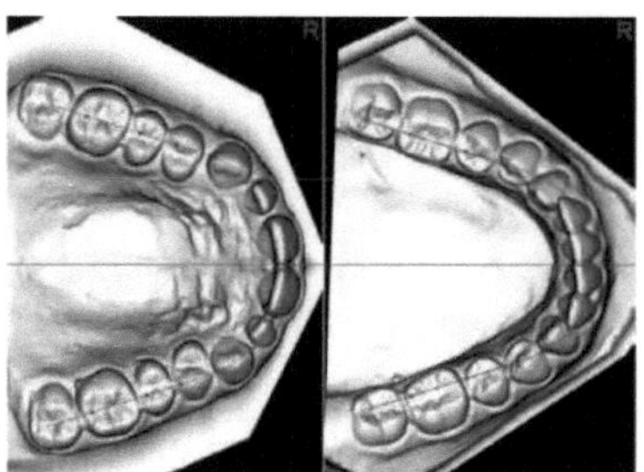

Figura 7.28: 3DO. As duas arcadas finais que passam pela posição planeada dos pontos de contacto dentários foram traçadas. A largura mesiodistal de cada dente é alinhada ao longo das arcadas construídas.

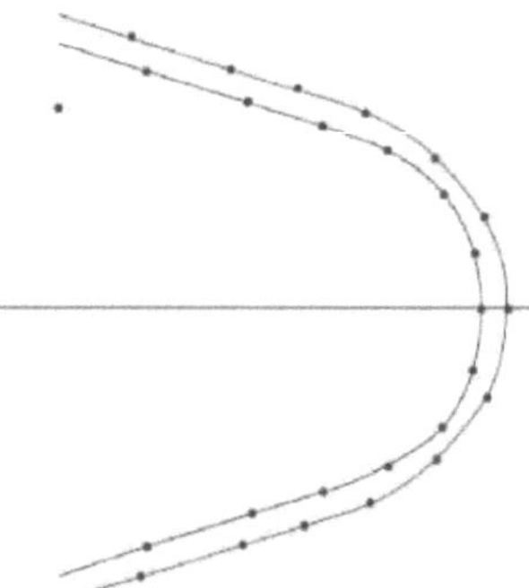

Figura 7.29: 3DO. Relação prevista entre os dentes superiores e inferiores

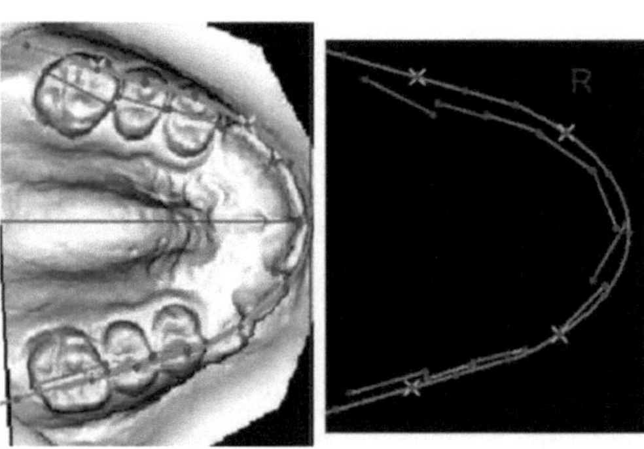

Figura 7.30: Oclusograma 3D mostrando os movimentos dentários necessários. A posição inicial dos dentes é identificada pela posição dos seus pontos de contacto mesial e distal. Esses pontos estão ligados por linhas azuis. Deve-se imaginar como cada segmento azul (dente) deve ser movido para alcançar seu alinhamento final na arcada verde.

Ao utilizar modelos virtuais, a digitalização torna-se redundante e não há necessidade de correção da diferença de ampliação, uma vez que esta informação já está incluída no ficheiro do modelo virtual. Uma questão importante é a possibilidade de ter uma visão 3D real das arcadas finais e dos modelos, o que permite ao ortodontista ter uma perceção 3D completa de todos os movimentos dentários necessários. Para obter os resultados, pede-se ao utilizador que indique a arcada final nas vistas sagital e frontal, incluindo a curva de Spee prevista (Figura 7.31).

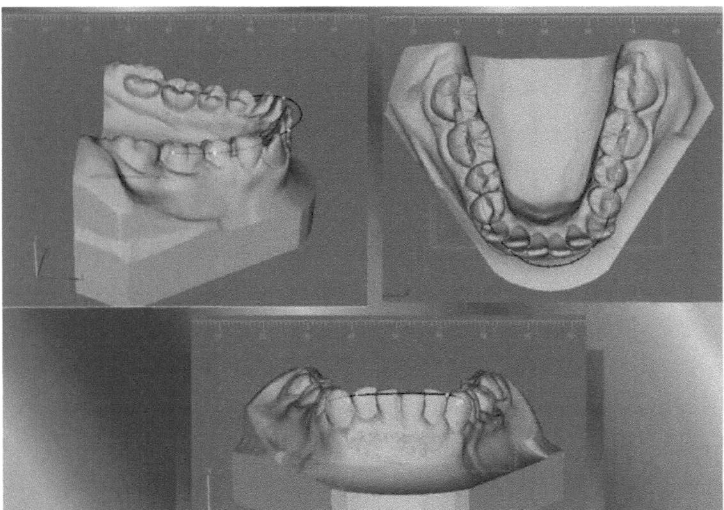

Figura 7.31: A versão mais recente do software 3D Occlusogram baseia-se na utilização de modelos digitais e fornece uma imagem tridimensional completa dos movimentos planeados de todos os dentes.

Planeamento do tratamento multidisciplinar

Ao tratar um paciente adulto, a ortodontia será, na maioria dos casos, apenas uma parte da necessidade de tratamento dentário do paciente. O tratamento do doente adulto não será normalmente efectuado de forma isolada e a ortodontia será apenas um componente no restabelecimento de uma dentição estética e funcionalmente satisfatória. Isto só pode ser conseguido através do trabalho colaborativo de várias disciplinas. Na periodontologia, o objetivo do tratamento já não se limita à paragem do processo destrutivo, mas ao restabelecimento do periodonto perdido através do princípio da regeneração guiada. Na prótese dentária, os dentes perdidos que eram habitualmente substituídos por próteses ou pontes são atualmente substituídos com maior frequência por implantes intra-ósseos. Na presença de uma má oclusão, a ortodontia é um componente necessário do tratamento total.[22]

Com base nas necessidades do paciente, o tratamento ortodôntico do adulto pode ser planeado como adjuvante ou abrangente (Tabela 7.1). Por exemplo, quando os dentes estão apinhados, rodados ou desalinhados, o controlo da placa bacteriana pode ser mais difícil, levando a um aumento da incidência de cáries ou de doença periodontal. O tratamento adjuvante também é efectuado para estabelecer um rácio coroa/raiz favorável e uma orientação vertical, de modo a que as forças oclusais sejam transmitidas ao longo do eixo longo do dente. Outros problemas tratáveis por tratamento ortodôntico adjuvante incluem desgaste excessivo, pulpite associada a traumatismo oclusal, desvio de dentes após extracções ou perda óssea, estrutura dentária insuficiente, mordida cruzada ou desalinhamento dos dentes anteriores. A colocação bem sucedida de implantes para suportar restaurações é frequentemente mais fácil e mais bem sucedida se os dentes adjacentes forem primeiro reposicionados. Uma vez que os objectivos da terapia adjuvante são geralmente limitados, os aparelhos ortodônticos são normalmente necessários apenas numa parte da arcada dentária e o tratamento requer geralmente apenas alguns meses para ser concluído.[4]

Em contrapartida, o objetivo da ortodontia global para adultos é o mesmo que para adolescentes: produzir a melhor combinação de oclusão dentária, aparência dentária e facial e estabilidade do resultado para maximizar o benefício para o paciente. Tipicamente, a ortodontia global requer um aparelho ortodôntico fixo completo, é provável que seja necessária a intrusão de alguns dentes, pode ser considerada a cirurgia ortognática para melhorar as relações dos maxilares e a duração do tratamento, desde a colocação do aparelho até à sua remoção, excede um ano, sendo normalmente de cerca de 18 meses. Os adultos que recebem um tratamento completo são os principais candidatos a aparelhos esteticamente melhorados, sendo os principais exemplos os alinhadores transparentes, os aparelhos linguais e os brackets faciais em cerâmica. A complexidade dos procedimentos de tratamento significa que é provável que um especialista em ortodontia seja significativamente mais eficiente na prestação dos cuidados.[21]

ADJUNCTIVE TREATMENT	COMPREHENSIVE TREATMENT
Goal	
To facilitate disease control and restoration of function	To achieve ideal occlusion
Performed by	
General dentist	Orthodontic specialist
Extent of Appliance	
Less than a full arch	One or both arches
Time Frame	
Six months or less	Eight to 36 months
Type of Problem	
Extrusion	Open bite
Molar uprighting	Deep bite
Space redistribution	Class II or Class III malocclusion
Incisor alignment	Skeletal excess or deficiency

Tabela 7.1: Tipos de tratamento ortodôntico em adultos

A gestão das más oclusões de Classe I, Classe II e Classe III no adulto seguirá geralmente os mesmos princípios que para os adolescentes. No entanto, devido à falta de crescimento, existe um limiar mais baixo para a cirurgia na gestão das discrepâncias esqueléticas e do aumento da sobremordida. O planeamento do tratamento no adulto, incluindo os requisitos de ancoragem, pode ser comprometido pela perda dentária anterior e pela condição dos dentes remanescentes e, em alguns casos, pode ser necessário aceitar um compromisso como resultado. Sempre que possível, a redução da sobremordida deve ser conseguida por intrusão, uma vez que a extrusão dos molares tende a recair quando os aparelhos são removidos. Ocasionalmente, pode ser considerada uma redução limitada da coroa quando ocorre uma sobre-erupção. Raramente, isto pode envolver a desvitalização electiva para evitar problemas pulpares, seguida de coroamento quando o tratamento estiver completo. Em alternativa, pode ser necessária uma cirurgia.[34]

Devem ser utilizadas forças mais leves no adulto, particularmente no início e quando o suporte periodontal é reduzido. Uma taxa mais lenta de movimentação dentária pode ser esperada no paciente mais velho, particularmente no início. A movimentação dentária espontânea e o fechamento de espaços também são muito reduzidos na dentição adulta. O movimento distal dos segmentos vestibulares superiores não é realmente uma opção na dentição madura, embora a ancoragem extra-oral possa ser usada desde que o paciente esteja preparado para aceitá-la. Apesar da crescente aceitação da ortodontia, os pacientes adultos geralmente desejam que os aparelhos sejam o mais discretos possível. Devido à taxa mais lenta de reorganização dos tecidos, a retenção após o tratamento ortodôntico no adulto pode precisar ser prolongada ou mesmo permanente.[34]

PROCEDIMENTOS DE TRATAMENTO

Ao selecionar o aparelho para o tratamento ortodôntico de pacientes adultos, é importante reconhecer as limitações causadas pela perda geral ou local do periodonto devido à falta de dentes e às substituições protéticas que têm de ser mantidas. Previsão precisa do resultado do tratamento, uma vez que os movimentos dentários reflectem mais fielmente os sistemas de forças aplicados. A direção e localização da linha de ação da força aplicada determina como e em que direção o dente individual ou grupos de dentes se irão mover. Os únicos factores que influenciam o resultado do tratamento são a matriz do tecido mole, o equilíbrio entre as matrizes musculares interna e externa e as forças oclusais.[22]

Seleção de aparelhos

A escolha do aparelho ortodôntico para um caso específico baseia-se em três factores fundamentais: *oclusão, espaço* e *ancoragem*. A compreensão da importância de cada um deles permite ao dentista projetar o aparelho mais eficiente para um problema específico. A literatura periodontal e reconstrutiva contém muitos artigos em que são defendidos aparelhos removíveis "simples", como se fossem sempre os mais eficientes para estes casos; mas, regra geral, não o são. Os aparelhos com braquetes são geralmente preferidos por duas razões práticas: controlo da ancoragem e versatilidade.[35]

Oclusão

As relações oclusais devem ser estudadas cuidadosamente: estaticamente em modelos (posição intercuspidal) e funcionalmente no paciente. Quando a função oclusal contraria os movimentos dentários desejados, ou quando a ortodontia estabelece relações oclusais traumáticas temporárias, é necessário colocar um aparelho desoclusor - um plano de mordida temporário que não cobre as superfícies oclusais dos dentes posteriores - permitindo a continuação dos movimentos dentários ortodônticos (Figura 8.1). Esses planos de mordida devem ser usados fielmente, pois, cada vez que são retirados da boca, os dentes, em suas posições transitórias, ficam à mercê da função oclusal. Os aparelhos com braquetes têm uma vantagem distinta *Procedimentos de tratamento*

pois os arcos servem como talas para os dentes em todos os momentos, mas são facilmente ajustados. O "abanar" dos dentes durante a função, devido a interferências oclusais criadas pelo tratamento ortodôntico, pode ser muito prejudicial e deve ser evitado.

A tentação de equilibrar os dentes deve ser resistida à medida que eles são movimentados. Novas interferências que apareçam não devem ser removidas, pois a ponta da cúspide interferente pode ser necessária mais tarde como um batente cêntrico no momento da retenção. As restaurações, que foram esculpidas para se adaptarem à má oclusão original, podem ser recontornadas durante o tratamento ortodôntico, mas mesmo isso deve ser feito com cautela até que a relação oclusal final esteja próxima.

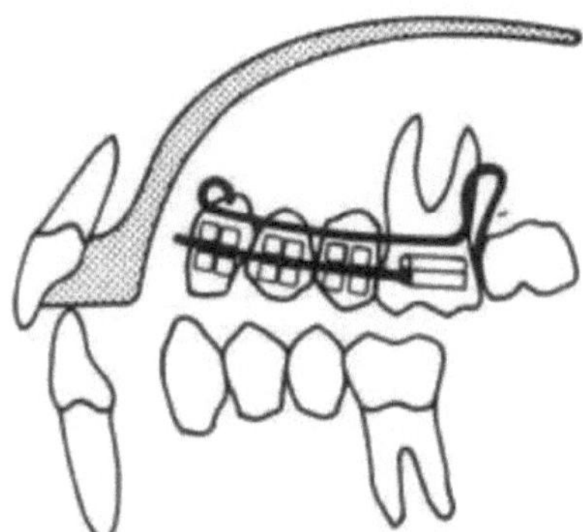

Figura 8.1: Plano de mordida plano para excluir dentes durante certos
tratamentos ortodônticos de adultos

Espaço

Uma análise cuidadosa do espaço disponível é essencial antes de iniciar qualquer tratamento ortodôntico: é particularmente importante para os adultos que têm doença periodontal e dentes em falta. As possibilidades de melhorar a utilização do espaço disponível são:

1. Deslocação de dentes para aumentar o perímetro da arcada

2. Extração

3. Aumentar o tamanho da coroa com restaurações

4. Redução judiciosa do tamanho da coroa

Cada uma destas possibilidades tem as suas limitações.

1. **Movimentos dentários:** Existem restrições quanto à quantidade e direção dos movimentos dentários, por exemplo, as arcadas não podem ser expandidas *ad libitum,* a perda de osso proíbe o movimento em determinadas direcções e a taxa de renovação óssea em pacientes idosos é tão lenta que alguns movimentos são bastante impraticáveis. Por conseguinte, os movimentos desejados para um determinado paciente devem ser testados em função das condições específicas do processo alveolar, do tamanho da arcada, do perfil esquelético, da saúde, da idade, etc. desse paciente.

2. **Extração:** A extração deve ser considerada em alguns casos, mas a decisão de extrair deve ser forçada pela evidência dos dados (por exemplo, uma configuração de diagnóstico). De interesse é o efeito das extracções nas relações oclusais finais, restaurações necessárias no final do tratamento ortodôntico, e a quantidade de espaço necessário em relação à quantidade disponibilizada pelas extracções. É fácil remover um dente; muitas vezes é difícil fechar o excesso de espaço remanescente deixado após o alinhamento.

3. **Aumento dos dentes:** Muitas vezes, uma configuração de diagnóstico ou a análise de Bolton revela desarmonias no tamanho

dos dentes dentro de uma arcada ou entre os tamanhos combinados dos dentes superiores e inferiores. Por vezes, uma solução estética estabilizadora consiste em alargar um ou mais dentes.

4. **Redução do tamanho dos dentes:** Quando são necessárias pequenas quantidades de espaço para alinhar melhor os dentes, por vezes é possível reduzir o tamanho dos dentes. É utilizada uma configuração de diagnóstico e radiografias para revelar a quantidade de esmalte disponível em cada dente e o local onde o espaço é mais necessário.

Anchorage

Em ortodontia, a ancoragem é a resistência ao movimento dentário. Adultos com perda de dentes e doença periodontal têm fontes de ancoragem reduzidas. Os estragos da doença periodontal constituem um problema primário no desenho do aparelho. Algumas das estratégias utilizadas para aumentar a ancoragem são a ligação dos dentes no arco, o reforço da ancoragem com placas de mordida, a exclusão com planos de mordida e o uso de tração extra-oral.

Design de electrodomésticos

Aparelhos amovíveis

Em pacientes adultos, os aparelhos têm como objetivo proporcionar movimentos dentários e, se necessário, a modelação do processo alveolar. Tanto os aparelhos removíveis como os fixos têm as suas vantagens e desvantagens. Os aparelhos removíveis são constituídos por uma placa de acrílico com unidades activas, incluindo parafusos de expansão e molas de dedo. Uma abordagem diferente dos aparelhos amovíveis é uma série de talas termoplásticas desenvolvidas para alcançar movimentos dentários sequenciais pré-determinados. As placas convencionais só podem ser utilizadas para inclinações não controladas, uma vez que as forças são transferidas através de um ponto de contacto, pelo que raramente são utilizadas em pacientes adultos. Os splints termoplásticos (terapia com alinhadores transparentes, como o *Invisalign)* podem ser utilizados para movimentos dentários mais controlados e destinam-se principalmente a ser utilizados em pacientes adultos.[22]

O desenvolvimento da terapia com alinhadores transparentes (CAT) proporcionou um tipo eficaz de aparelho removível que pode ser bem adequado para o alinhamento dos dentes anteriores. Os aparelhos removíveis do tipo tradicional de plástico e fio raramente são satisfatórios para o tratamento adjuvante (ou abrangente). Eles geralmente são desconfortáveis e provavelmente são usados por poucas horas por dia para serem eficazes. Com o CAT, tanto o desconforto como a interferência na fala e na mastigação são minimizados, e a cooperação do paciente melhora. Um aparelho fixo apenas nos dentes posteriores é praticamente invisível, mas é bastante aparente nos dentes anteriores, e a melhor aparência de um alinhador transparente também é um fator na escolha do mesmo para alinhar os dentes anteriores. Apesar desta vantagem estética, existem limitações biomecânicas. Os alinhadores transparentes tornam extremamente difícil o controlo da posição da raiz, sendo também difícil corrigir rotações e extruir dentes. Se estas limitações não forem importantes num determinado caso adjuvante, o CAT pode ser considerado. Se forem, em quase todos os casos, os adultos candidatos a tratamento adjuvante aceitarão um aparelho fixo visível.[21]

Aparelhos fixos

Ao utilizar aparelhos fixos, as forças são transferidas para os dentes através de braquetes. Do ponto de vista biomecânico, é importante distinguir entre os braquetes que permitem um controlo tridimensional e os acessórios que têm apenas um ponto (braquetes simples, botões, presilhas e ganchos). Os aparelhos fixos podem ser colados tanto por vestibular como por lingual, e o desenho do bracket tem um impacto significativo no aparelho, na seleção dos arcos e nos auxiliares utilizados.[22]

Para o tratamento adjuvante, com a possível exceção do alinhamento dos dentes anteriores, a Profitt[21] recomenda o aparelho edgewise de 22 ranhuras com brackets duplos (metade da largura da coroa). A ranhura retangular (edgewise) do bracket permite o controlo das inclinações axiais vestibulares, o bracket relativamente largo ajuda a controlar rotações e inclinações indesejáveis e o tamanho maior da ranhura permite a utilização de fios estabilizadores que são um pouco mais rígidos do que os que normalmente seriam utilizados num tratamento completo.

Os braquetes modernos do tipo fio reto são projetados para uma localização específica em um dente individual. A colocação do braquete na sua posição ideal em cada dente implica que cada dente será reposicionado, se necessário, para alcançar a oclusão ideal (Figura 8.2A). Uma vez que o tratamento adjuvante se preocupa apenas com movimentos dentários limitados, normalmente não é necessário nem desejável alterar a posição de todos os dentes da arcada. Por esta razão, num aparelho fixo parcial para tratamento adjuvante, os braquetes são colocados numa posição ideal apenas nos dentes a serem movimentados, e os restantes dentes a serem incorporados no sistema de ancoragem são braquetes de modo a que as ranhuras dos arcos fiquem bem alinhadas (Figura 8.2B). Isso permite que os segmentos de ancoragem do fio sejam encaixados passivamente nos braquetes com pouca flexão. O encaixe passivo dos fios nos dentes de ancoragem produz uma perturbação mínima dos dentes que estão numa posição fisiologicamente satisfatória.

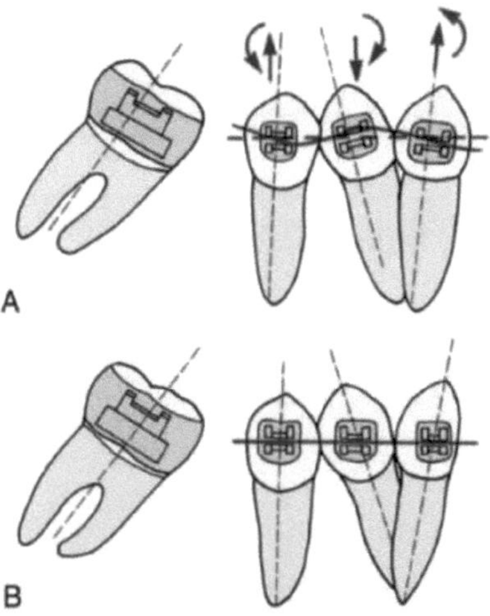

Figura 8.2: (A) Braquetes colocados na posição "ideal", (B) Braquetes colocados na posição de máxima conveniência para tratamento ortodôntico adjuvante

Uma vez que os pacientes que necessitam de tratamento ortodôntico adjuvante muitas vezes perderam o osso alveolar devido à doença periodontal antes de esta ser controlada, a quantidade de suporte ósseo de cada dente é uma consideração especial importante. A magnitude absoluta da força utilizada para movimentar os dentes deve ser reduzida quando o suporte periodontal foi perdido. Além disso, quanto maior for a perda de inserção, menor será a área da raiz suportada e mais apical será o centro de resistência. Isto afecta os momentos criados pelas forças aplicadas à coroa e os momentos necessários para controlar o movimento da raiz. Em termos gerais, o movimento dentário é perfeitamente possível apesar da perda óssea, mas são necessárias forças mais leves e momentos relativamente maiores.[21]

Sequência do tratamento

A sequência de tratamento descrita é a melhor para a maioria dos casos e começa com o controlo de qualquer doença ativa (Figura 8.3).[21, 35]

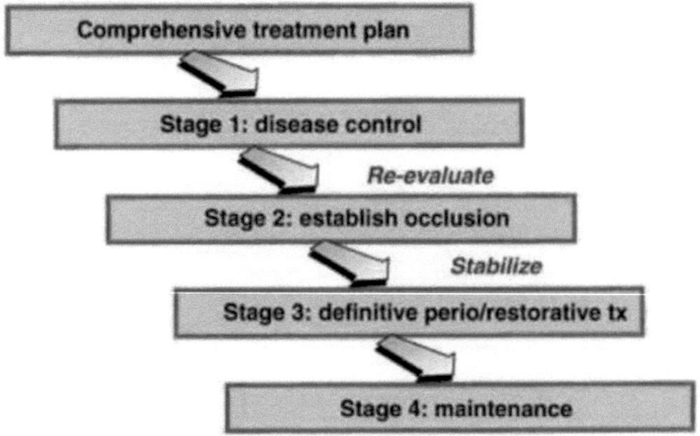

Figura 8.3: Sequência de tratamento

a. Fase higiénica da terapia periodontal

A fase higiénica da terapia periodontal deve ser concluída antes de se iniciar qualquer tratamento ortodôntico. A ortodontia não pode ser iniciada enquanto a boca não estiver limpa e o paciente não mantiver uma boa higiene oral. Os outros dentistas podem recolher dados e planear o tratamento enquanto a fase de higiene está concluída, mas nenhum dente deve ser extraído sem consulta. Muitas vezes, um dente condenado periodontalmente pode ser útil durante o tratamento ortodôntico para ajudar a estabilizar o aparelho ortodôntico, e o tratamento ortodôntico pode, por vezes, salvar dentes destinados a extração. As quantidades surpreendentes de remodelação óssea favorável durante a ortodontia alteram frequentemente o plano de tratamento inicial.

b. Restaurações preliminares e endodontia

Alguns dentes podem estar tão partidos ou envolvidos na polpa que é necessária alguma dentisteria restauradora antes de se poder iniciar a ortodontia. Nesta altura, apenas devem ser colocadas restaurações temporárias, uma vez que as relações oclusais serão alteradas pelo tratamento ortodôntico.

c. Tratamento ortodôntico

A manutenção de uma boa higiene oral em doentes com antecedentes de doença periodontal pode constituir um problema especial durante o tratamento ortodôntico. A frequência da reavaliação periodontal e da terapia higiénica varia muito, dependendo da gravidade dos estragos da doença periodontal e da persistência do paciente.

d. Fase cirúrgica da terapia periodontal

Normalmente, qualquer tratamento cirúrgico segue a fase ortodôntica, mas pode haver ocasiões em que é necessário fazer alguma cirurgia antes da ortodontia. O tratamento ortodôntico remodela o processo alveolar, diminuindo muitas vezes a necessidade de cirurgia periodontal. O momento da cirurgia é decidido pelo periodontista em consulta com o ortodontista, mas se a fase de higienização for bem sucedida, a cirurgia pode normalmente esperar com vantagem.

e. Retenção ortodôntica

Após movimentos dentários ortodônticos activos, é necessária a contenção, planeada antes do início do tratamento. Por vezes é possível utilizar o próprio aparelho ortodôntico passivo como contenção; noutras ocasiões são necessárias contenções ortodônticas convencionais. Há também casos em que podem ser colocadas pontes provisórias enquanto o aparelho ortodôntico passivo ainda está colocado; depois, quando o aparelho ortodôntico é removido, as pontes passam a ser as contenções.

f. Restaurações definitivas

As restaurações que requerem uma anatomia oclusal detalhada são agora colocadas após a conclusão do tratamento ortodôntico adjuvante, porque a oclusão será inevitavelmente alterada. Se as restaurações oclusais forem efectuadas antes do tratamento ortodôntico, poderá ser necessário refazer coroas, pontes ou próteses parciais removíveis.

A eliminação da bolsa cirúrgica e a cirurgia óssea devem ser adiadas até à conclusão da fase ortodôntica do tratamento, uma vez que ocorre um recontorno ósseo e dos tecidos moles significativo durante o movimento dentário ortodôntico.

Procedimentos de tratamento adjuvante[21]

Endireitamento dos dentes posteriores

Quando um primeiro molar permanente é perdido e não é substituído, o segundo molar desloca-se mesialmente e os pré-molares frequentemente inclinam-se para distal e rodam à medida que o espaço se abre entre eles (Figura 8.4). O reposicionamento dos dentes elimina essa condição potencialmente patológica e tem a vantagem adicional de simplificar os procedimentos restauradores finais.

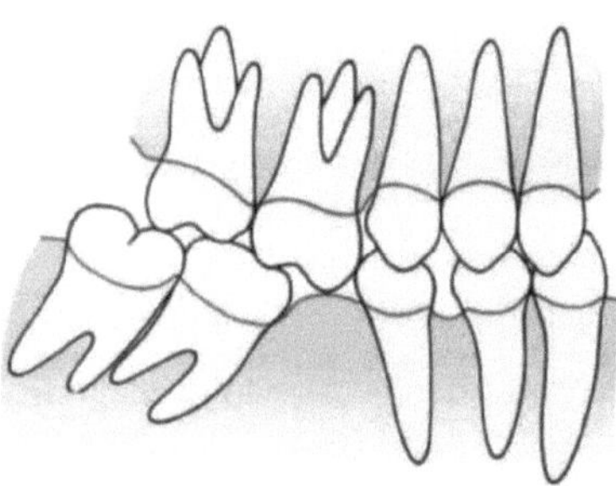

Figura 8.4: A perda de um molar inferior pode levar à inclinação e desvio dos dentes adjacentes

Quando se planeia a verticalização dos molares, é necessário ter em conta o seguinte

- *Se o terceiro molar estiver presente, o segundo e o terceiro molares devem ser verticalizados?*

Para muitos pacientes, o posicionamento distal do terceiro molar deslocá-lo-ia para uma posição em que não seria possível manter uma boa higiene ou não estaria em oclusão funcional. Nessas circunstâncias, é mais apropriado extrair o terceiro molar e simplesmente verticalizar o dente segundo molar remanescente. Se ambos os molares tiverem de ser verticalizados, é necessária uma alteração significativa na técnica.

- *Se os dentes inclinados devem ser verticalizados por movimento distal da coroa (inclinação), para aumentar o espaço para um pôntico de ponte ou implante, ou por movimento mesial da raiz para fechar o espaço edêntulo?*

Regra geral, é preferível o tratamento por inclinação distal do segundo molar e uma ponte ou implante para substituir o primeiro molar (Figura 8.5A).

Se já tiver ocorrido uma reabsorção extensa do rebordo, particularmente na dimensão vestibulolingual, o fecho do espaço através do movimento mesial de uma raiz molar larga para dentro do rebordo alveolar estreito será muito lento (Figura 8.5B). Se a verticalização com fechamento de espaço for feita com sucesso, a ancoragem esquelética na forma de uma ancoragem esquelética temporária é frequentemente necessária, e o tempo de tratamento é suscetível de ser de cerca de 3 anos.

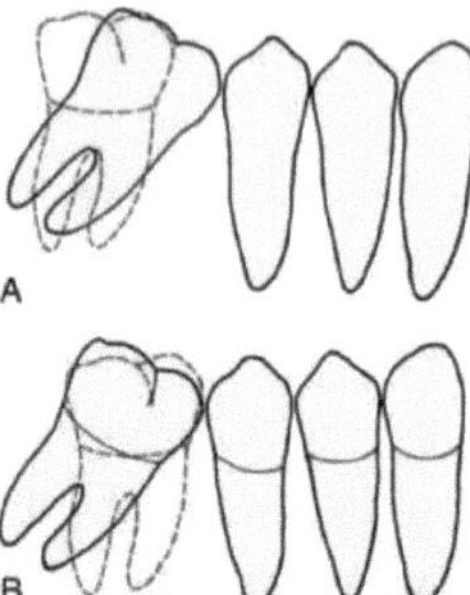

Figura 8.5: (A) A verticalização de um molar inclinado através do movimento distal da coroa leva a um aumento do espaço, enquanto que a verticalização do molar através do movimento mesial da raiz (B) reduz o espaço.

- Os pré-molares devem ser reposicionados como parte do tratamento?

Isto dependerá da posição dos dentes pré-molares e do plano de restauração, mas em muitos casos a resposta será sim. É particularmente desejável fechar os espaços entre os pré-molares quando se verticalizam os molares, porque isso irá melhorar o prognóstico periodontal e a estabilidade a longo prazo. Nalguns casos, a verticalização do molar e, em seguida, a deslocação do pré-molar para trás contra ele proporcionará um melhor local mesial ao pré-molar para um implante.

Aparelhos para verticalização de molares

Um aparelho fixo parcial para molares de ponta vertical consiste em brackets colados nos pré-molares e caninos desse quadrante e um tubo retangular colado no molar ou uma banda molar. Uma diretriz geral é que as bandas molares são melhores quando a condição periodontal o permite, o que significa que, para todos os efeitos práticos, seriam utilizadas em pacientes mais jovens e saudáveis. Quanto maior for o grau de degradação periodontal à volta do molar a ser verticalizado, mais deve ser considerada a utilização de um acessório ligado.

Colocação em posição vertical de um único molar

a. Inclinação da coroa distal

Para molares com inclinação moderada, o tratamento pode ser frequentemente realizado com um fio retangular flexível. A melhor escolha é o fio de níquel-titânio austenítico 17 × 25 (A- NiTi) que fornece aproximadamente 100 gm de força (Figura 8.6). Um fio de aço retangular entrançado também pode ser utilizado, mas é mais provável que necessite de ser removido e remodelado. É importante aliviar a oclusão à medida que o dente se inclina para cima. Se isso não for feito, pode causar mobilidade excessiva do dente e aumentar o tempo de tratamento.

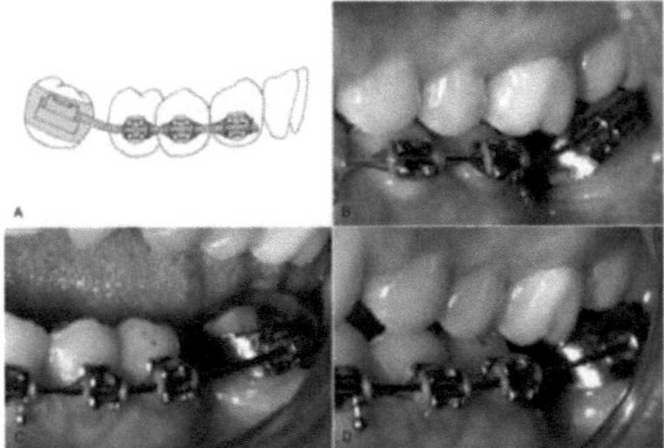

Figura 8.6: Aparelho fixo para verticalização de um molar. A, Alinhamento inicial do braquete com fio flexível leve (17 × 25 A-NiTi) do molar ao canino. B, verticalização do molar com fio contínuo M-NiTi. C, Progresso em 1 mês. D, verticalização concluída 2 meses depois.

Para molares severamente inclinados, um fio contínuo para a verticalização do molar terá efeitos secundários indesejáveis na posição e inclinação do segundo pré-molar. Por essa razão, é melhor efetuar a maior parte da verticalização utilizando uma mola de verticalização seccional (Figura 8.7). Após o alinhamento preliminar dos dentes de ancoragem, um fio retangular rígido (19 × 25 SS) mantém a relação dos dentes no segmento de ancoragem, e uma mola auxiliar é colocada no tubo auxiliar do molar. A mola de verticalização é formada por um fio de beta-Ti 17 × 25 sem uma ansa helicoidal ou por um fio de aço 17 × 25 com uma ansa adicionada para dar mais elasticidade. O braço mesial da mola helicoidal deve ser ajustado para ficar passivamente no vestíbulo e, quando ativado, deve enganchar sobre o arco no segmento estabilizador. É importante posicionar o gancho de modo que ele fique livre para deslizar distalmente à medida que o molar se eleva. Além disso, é necessária uma ligeira curvatura lingual colocada na mola de verticalização para contrariar as forças que tendem a inclinar os dentes de ancoragem para vestibular e o molar para lingual.

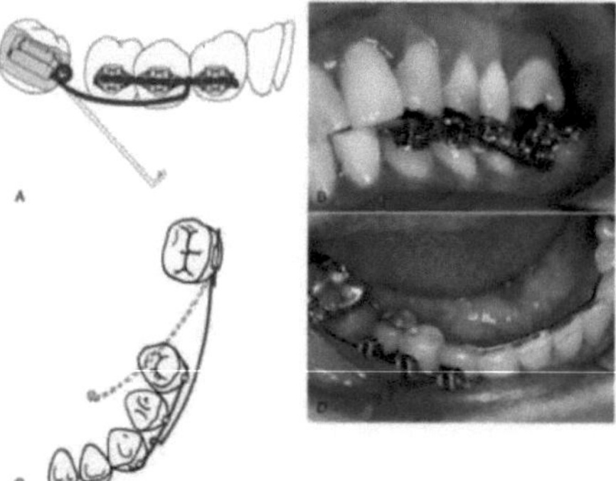

Figura 8.7: A, verticalização com uma mola auxiliar. B, Mola auxiliar de verticalização logo após a colocação inicial C, A mola de verticalização deve ser curvada bucolingualmente de modo a que quando é colocada no tubo molar, o gancho fique lingualmente ao fio antes da ativação *(linha ponteada)*. Isto evita o rolamento lingual do molar D, Melhor controlo da ancoragem, com fio estabilizador canino a canino colado na superfície lingual destes dentes.

b. Movimento da raiz mesial

A ancoragem esquelética é necessária se o objetivo for fechar o espaço da extração antiga (Figura 8.8). Se o objetivo for uma pequena quantidade de movimento mesial para evitar a abertura de um espaço demasiado grande, um único fio seccional "T-loop" de 17 × 25 SS ou 19 × 25 beta-Ti pode ser eficaz. Após o alinhamento inicial dos dentes de ancoragem com um fio leve e flexível, o fio em T é adaptado para se encaixar passivamente nos braquetes dos dentes de ancoragem e é dobrado no T para exercer uma força de verticalização no molar. A inserção no molar pode ser efectuada a partir da mesial ou da distal. Se o plano de tratamento exige manter ou fechar em vez de aumentar o espaço do pôntico, a extremidade distal do arco deve ser puxada distalmente através do tubo do molar, abrindo o T-loop em 1 a 2 mm, e depois dobrado bruscamente para a gengiva para manter esta abertura.

Esta ativação fornece uma força mesial no molar que contraria a inclinação da coroa distal enquanto o dente se ergue (Figura 8.8D). Se se pretender abrir o espaço, a extremidade do fio não é dobrada para que o dente possa deslizar distalmente ao longo do mesmo.

O aparelho T-loop também é indicado quando o molar a ser verticalizado é severamente inclinado, mas não tem antagonista oclusal. Nesta circunstância, o T-loop minimiza a extrusão que acompanha a verticalização, que pode ser excessiva com os outros métodos quando não há antagonista.

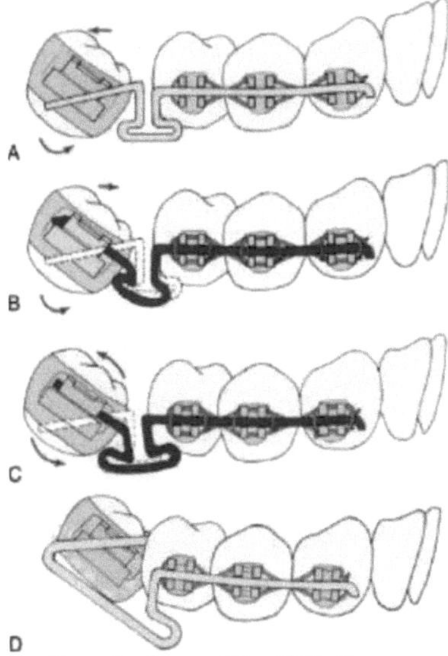

Figura 8.8: A, Mola em T em fio de aço 17 × 25 B, Se uma mola em T for activada

puxando a distal do fio através do tubo molar e dobrando-o, o dente não se pode mover distalmente C, Uma mola em T para verticalização por inclinação distal. Aqui o dente pode mover-se para trás deslizando ao longo do fio. D, Modificação de um T-loop que pode ser usado para verticalizar um molar severamente inclinado ou girado por inclinação distal

Posicionamento final de molares e pré-molares

Quando a verticalização dos molares estiver quase completa, é desejável aumentar o espaço disponível no pôntico e fechar os contactos abertos no segmento anterior. A melhor forma de o fazer é utilizar um fio de base relativamente rígido, com uma mola helicoidal comprimida enfiada no fio para produzir o sistema de força necessário. Com 22 ranhuras

O fio de base deve ser um fio de aço redondo de 18 milímetros ou um fio de aço retangular de 17 × 25, que deve encaixar nos dentes de ancoragem e no molar verticalizado de forma mais ou menos passiva. O fio deve estender-se através do tubo do molar, projectando-se cerca de 1 mm para além da distal. Uma mola de aço em espiral aberta (fio .009, lúmen .030) é cortada de modo a ficar 1 a 2 mm mais comprida do que o espaço, colocada sobre o fio de base (Figura 8.9) e comprimida entre o molar e o pré-molar distal. Deve exercer uma força de aproximadamente 150 gm para mover os pré-molares mesialmente enquanto continua a inclinar o molar distalmente. A mola helicoidal pode ser reactivada sem a remover, comprimindo a mola e adicionando um batente para manter a compressão.

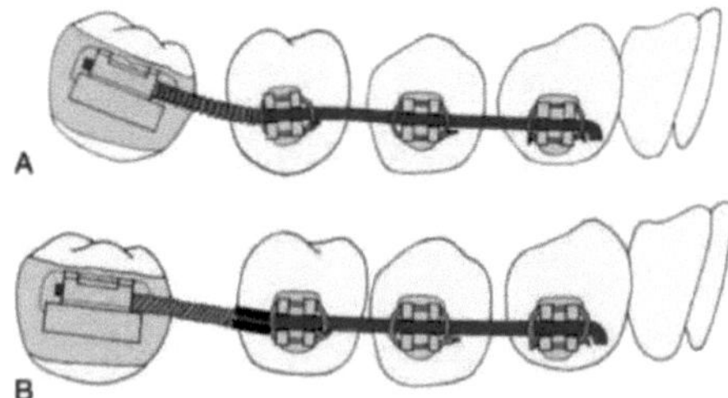

Figura 8.9: A, Uma mola helicoidal comprimida num fio redondo (geralmente aço 18 mil) pode ser usada para completar a verticalização do molar enquanto fecha

os espaços remanescentes na região do pré-molar. B, A mola helicoidal pode ser reactivada comprimindo-a contra um espaçador dividido e cravado sobre o fio, logo atrás do bracket do pré-molar.

Endireitamento de dois molares no mesmo quadrante

Como a resistência oferecida pela verticalização de dois molares é considerável, apenas pequenas quantidades de fechamento de espaço devem ser tentadas. A menos que se planeie uma ortodontia abrangente com um aparelho fixo completo, o objetivo deve ser uma quantidade modesta de inclinação da coroa distal de ambos os dentes, o que normalmente deixaria espaço para um implante ou pôntico de tamanho pré-molar. Na arcada inferior, é necessário um fio estabilizador lingual colado de canino a canino para controlar a posição dos dentes anteriores. Tentar verticalizar o segundo e o terceiro molares bilateralmente ao mesmo tempo não é uma boa ideia - é inevitável um movimento significativo dos dentes de ancoragem, a menos que seja utilizada uma ancoragem esquelética.

Quando tanto o segundo como o terceiro molar devem ser verticalizados, o terceiro molar deve levar um único tubo retangular e o segundo molar um bracket. Uma vez que o segundo molar é geralmente mais severamente inclinado do que o terceiro molar, é necessária uma maior flexibilidade do fio mesial e distal ao segundo molar. A melhor abordagem é usar um fio altamente flexível inicialmente - 17 × 25 A-NiTi geralmente é uma boa escolha. A mobilidade excessiva dos dentes pode resultar da falha em reduzir as interferências oclusais.

Retenção

Após a verticalização dos molares, os dentes ficam numa posição instável até que seja colocada a prótese que proporciona a retenção a longo prazo. Devem ser evitados, se possível, longos atrasos na confeção da prótese definitiva. Como orientação geral, uma ponte fixa pode e deve ser colocada no prazo de 6 semanas após a conclusão da verticalização.

Especialmente se estiver planeado um implante, pode haver um atraso considerável enquanto um enxerto ósseo cicatriza e o implante se integra. Se a retenção for necessária por mais do que algumas semanas, a abordagem preferida é uma tala de arame intracoronal (19 × 25 ou arame de aço mais pesado) colada em preparações rasas nos dentes pilares (Figura 8.10).

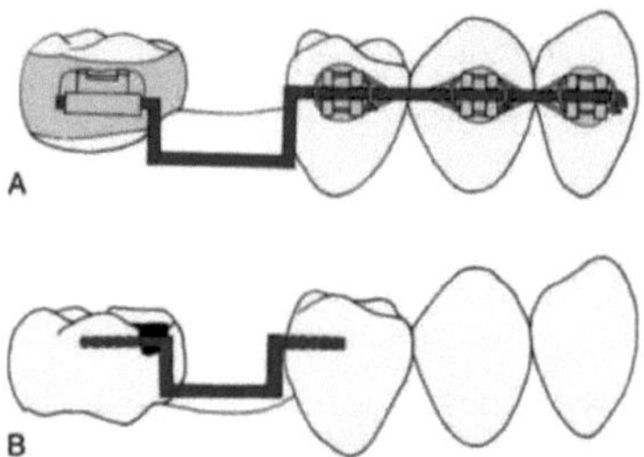

Figura 8.10: A, Um fio de aço pesado retangular (19 × 25) que envolve os brackets passivamente e (B) uma tala intracoronária (muitas vezes chamada de tala A)

Correção de mordidas cruzadas

As mordidas cruzadas posteriores são frequentemente corrigidas usando elásticos "através da mordida" de um dente convenientemente colocado na arcada oposta, que move tanto o dente superior como o inferior. Isso inclina os dentes para a oclusão correta, mas também tende a extruí-los. Uma maneira de obter mais movimento de um dente superior do que seu antagonista na arcada inferior é ter vários dentes na arcada inferior estabilizados por um segmento de fio pesado (Figura 8.11). A mesma abordagem pode ser usada no sentido inverso para produzir mais movimento de um dente mandibular. Se um molar inferior com ponta mesial também estiver em mordida cruzada vestibular, uma mola auxiliar de verticalização pode movê-lo para lingual enquanto ele se verticaliza, através de duas modificações no desenho: omitir a flexão interna da mola antes de ser ativada (Figura 8.7C) e fazer a mola com fio redondo.

Se uma mordida cruzada anterior se deve apenas a um dente deslocado e se a sua correção requer apenas a inclinação, então pode ser utilizado um aparelho removível ou um alinhador transparente para inclinar o dente para uma posição normal. A inclinação labial dos incisivos superiores para corrigir a mordida cruzada anterior quase sempre produz uma intrusão aparente e uma redução da sobremordida. Isso pode representar um problema durante a contenção, já que uma sobremordida positiva serve para reter a correção da mordida cruzada. Um aparelho fixo é geralmente necessário para o controlo vertical na correção das mordidas cruzadas anteriores.

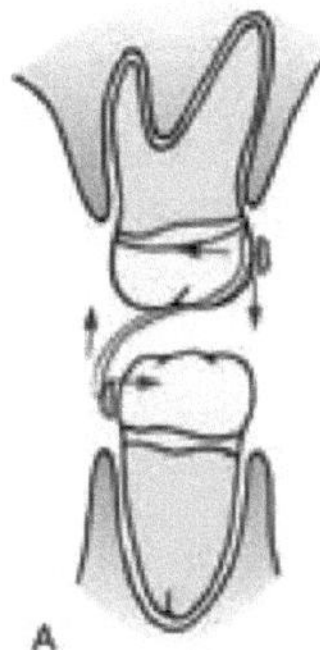

Figura 8.11: "Através da mordida" ou elásticos cruzados

Se existir uma sobremordida profunda nos dentes em mordida cruzada, a correção será muito mais fácil se for adicionado um plano de mordida temporário que liberte a oclusão. Este plano de mordida deve ser cuidadosamente construído de forma a contactar as superfícies oclusais de todos os dentes para evitar qualquer supra-erupção durante o tratamento.

O estabelecimento de uma boa relação de sobremordida é a chave para manter a correção da mordida cruzada. A reconstrução da coroa pode ser utilizada para proporcionar uma indexação oclusal positiva, eliminando simultaneamente quaisquer interferências de equilíbrio das cúspides linguais dos dentes posteriores.

Extrusão

Para dentes com defeitos no terço cervical da raiz ou adjacentes a ele, a extrusão controlada (às vezes chamada de *erupção forçada)* pode ser uma excelente alternativa à cirurgia extensiva de alongamento de coroa. A extrusão também permite que as margens da coroa sejam colocadas em estruturas dentárias sólidas, mantendo um contorno gengival uniforme que proporciona uma estética melhorada. Além disso, a altura do osso alveolar não é comprometida, o comprimento aparente da coroa é mantido e o suporte ósseo dos dentes adjacentes não é comprometido. Regra geral, o controlo da infeção apical deve ser concluído antes do início da extrusão da raiz. No entanto, para alguns pacientes, o movimento ortodôntico deve ser completado antes dos procedimentos endodônticos definitivos, porque um dos objectivos da extrusão pode ser proporcionar um melhor acesso para os procedimentos endodônticos e restauradores.

A distância a que o dente deve ser extrudido é determinada por três factores:

1. Localização do defeito (por exemplo, linha de fratura, perfuração da raiz ou local de reabsorção). Se uma fratura estiver à altura da crista alveolar, o dente deve ser extruído cerca de 3 mm; se estiver 2 mm abaixo da crista, idealmente seriam necessários 5 mm de extrusão.
2. Espaço para colocar a margem da restauração de modo a que não fique na base do sulco gengival (normalmente, é necessário 1 mm)
3. Permissão para a largura biológica da inserção gengival (cerca de 2 mm)

A relação coroa/raiz no final do tratamento deve ser de 1:1 ou melhor. Um dente com um rácio mais fraco só pode ser mantido através de esplintagem nos dentes adjacentes. Em geral, a extrusão pode ser tão rápida como 1 mm por semana sem danificar a PDL, pelo que 3 a 6 semanas são suficientes para quase todos os doentes. Demasiada força, e uma taxa de movimento demasiado rápida, corre o risco de danos nos tecidos e anquilose.

Técnica

A extrusão é o movimento dentário que ocorre mais facilmente. Dois métodos são sugeridos para a extrusão em casos não complicados.

1. A primeira emprega um fio estabilizador, de aço inoxidável 19 × 25 ou 21 × 25, ligado diretamente à superfície facial dos dentes adjacentes (Figura 8.12). No dente a ser extruído, é colocado um pino com coroa provisória e um módulo elastomérico para extruir o dente. Este aparelho é simples e proporciona um excelente controlo dos dentes de ancoragem, mas pode obter-se um melhor controlo quando se utilizam brackets ortodônticos.

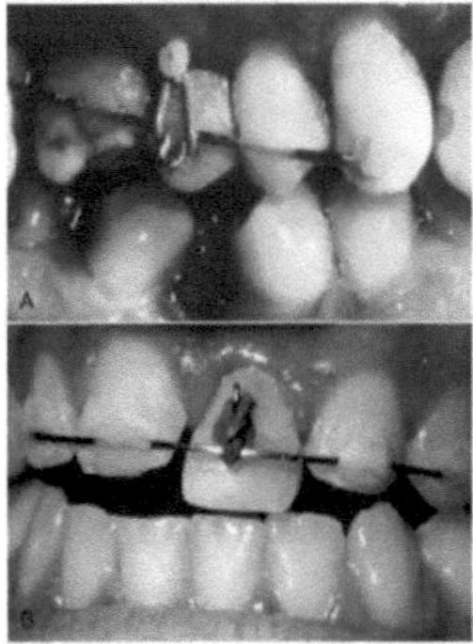

Figura 8.12: Extrusão de (A) dentes pré-molares e (B) dentes incisivos

2. A alternativa é colar braquetes nos dentes de ancoragem, colar um acessório (geralmente um botão em vez de um braquete) no dente a ser extruído, e usar elásticos interarcos (Figura 8.13) ou um fio flexível (Figura 8.14). Se a superfície vestibular do dente a ser extruído estiver intacta, um braquete deve ser colado o mais gengivalmente possível.

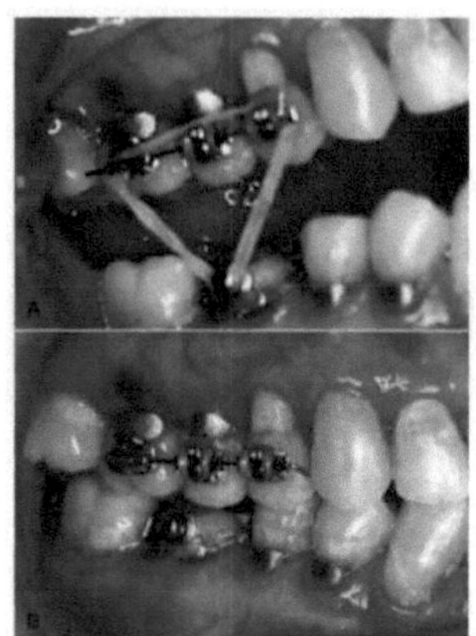

Figura 8.13: Extrusão com elásticos interarcos

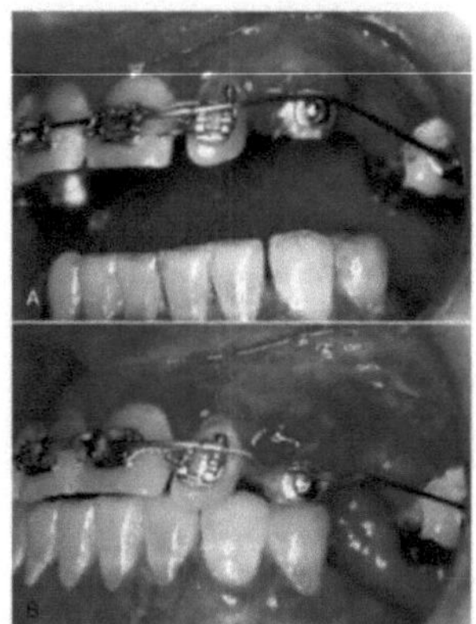

Figura 8.14: Extrusão com fio flexível

O paciente deve ser observado a cada 1 ou 2 semanas para remover quaisquer contactos oclusais que possam impedir a erupção. Após a movimentação dentária ativa ter sido concluída, são necessárias pelo menos 3 semanas, mas não mais de 6 semanas, de estabilização para permitir a reorganização do PDL.

Alinhamento dos dentes anteriores

Fecho do diastema e redistribuição do espaço

O problema mais frequente é um diastema central maxilar, que muitas vezes é ainda mais complicado pelo espaçamento irregular relacionado com incisivos laterais pequenos ou ausentes. Uma "configuração de diagnóstico" é muito útil no planeamento da correção de tais problemas. Para este procedimento, os modelos de estudo são duplicados e os dentes desalinhados são cuidadosamente cortados do modelo, reposicionados e, em seguida, encerados de novo no modelo numa nova posição.

Existem duas técnicas ortodônticas possíveis:

1. Pode ser utilizado um aparelho fixo parcial com brackets colados na maioria, se não em todos, os dentes superiores e um tubo colado nos primeiros molares para controlo adicional da ancoragem. Com um aparelho fixo, o alinhamento inicial é efectuado com um fio leve, como o A-NiTi de 16mil ou o aço entrançado de 17,5mil. Este fio é substituído, após o alinhamento dos dentes, por um fio de aço redondo de 16 ou 18 milímetros, ao longo do qual os dentes são reposicionados com módulos elastoméricos ou molas helicoidais. Existe sempre uma tendência para a reabertura do espaço após qualquer grau de encerramento do diastema. Recomenda-se a colagem de um fio flexível na lingual dos incisivos como um retentor semipermanente.

2. Uma alternativa é a utilização de uma sequência de alinhadores transparentes. Estes estão disponíveis comercialmente de duas formas:

   a. Para quantidades modestas de movimento dentário, os alinhadores são feitos através da reposição dos dentes em moldes dentários que podem ser remodelados pelo médico

   b. Para movimentos dentários mais extensos, pode ser fabricado um conjunto de 15 a 50 alinhadores em modelos estereolitográficos criados a partir de modelos informáticos do movimento dentário projetado.

Incisivos apinhados, rodados e deslocados

Regra geral, o espaçamento é o problema quando os incisivos superiores precisam de ser realinhados para facilitar outro tratamento. O apinhamento é normalmente o problema quando

O alinhamento dos incisivos inferiores é considerado para permitir o acesso a restaurações, obter uma melhor oclusão ou permitir que o paciente mantenha os dentes. Em alguns casos, o alinhamento dos incisivos em ambas as arcadas deve ser considerado. A questão chave é saber se o apinhamento deve ser resolvido expandindo a arcada, removendo algum esmalte interproximal de cada dente para criar espaço, ou removendo um incisivo inferior.

A expansão de um segmento de incisivo apinhado pode ser feita com alinhadores transparentes, mas se apenas a arcada inferior for tratada, a estética do aparelho não é uma consideração, e um aparelho fixo parcial é mais eficiente e económico. A remoção dos pontos de contacto dos dentes para remover o esmalte pode proporcionar espaço para o alinhamento dos incisivos inferiores ligeiramente irregulares, e tanto um aparelho fixo como uma sequência de alinhadores transparentes podem proporcionar o movimento dentário. No entanto, isso deve ser feito com cautela, pois pode ter um efeito indesejável no overjet, sobremordida, intercuspidação posterior e estética. No caso de apinhamento severo, a remoção de um incisivo inferior e a utilização do espaço para alinhar os outros três incisivos pode produzir um resultado satisfatório e pode ser gerida com terapia de alinhadores transparentes, se os acessórios colados fizerem parte do plano de tratamento. Nem o stripping nem a extração de incisivos devem ser realizados sem uma configuração de diagnóstico para verificar a viabilidade.

As fibras gengivais esticadas são uma força potente para a recidiva após as rotações terem sido corrigidas, pelo que uma boa estabilidade a longo prazo pode exigir uma fibrotomia. Quer tenham sido utilizados alinhadores transparentes ou um aparelho fixo, é necessária uma contenção até à conclusão do tratamento restaurador ou de outro tratamento. Esta pode ser o alinhador final numa sequência, um retentor termoplástico moldado após a remoção do aparelho fixo, um retentor com clip canino a canino, ou um retentor fixo colado.

Tratamento exaustivo[21]

O tratamento ortodôntico abrangente é indicado para más oclusões que levam a uma estética inaceitável, função mastigatória reduzida ou trauma aumentado que predispõe o paciente a cáries ou doença periodontal.[4] O planeamento do tratamento completo no paciente adulto deve basear-se nos seguintes factores importantes:

1. Considerações psicológicas

Os adultos, tanto nos grupos mais jovens como nos mais velhos, pelo contrário, procuram um tratamento ortodôntico completo porque eles próprios o querem realmente. Para os pacientes jovens, o que eles querem exatamente nem sempre é claramente expresso. Felizmente, a maioria dos adultos, tanto nos grupos mais jovens quanto nos mais velhos, entende por que quer a Ortodontia e é realista quanto ao que pode obter com ela. Um paciente que procura tratamento principalmente porque ele ou ela quer (motivação interna) é mais provável de responder bem psicologicamente do que um paciente cuja motivação é a insistência de outros ou o impacto esperado do tratamento sobre os outros (motivação externa).

Mesmo adultos altamente motivados são susceptíveis de ter alguma preocupação com a aparência dos aparelhos ortodônticos. A procura de um aparelho ortodôntico invisível vem quase exclusivamente de adultos que estão preocupados com a reação dos outros a um tratamento ortodôntico óbvio. Todas as possibilidades de um aparelho com melhor aparência, no entanto, levam a potenciais comprometimentos no tratamento ortodôntico. Os braquetes de plástico criam problemas no controlo da posição das raízes e no fecho dos espaços. Os braquetes de cerâmica, embora muito melhores, inevitavelmente dificultam o tratamento. Os aparelhos linguais foram muito melhorados, mas continuam a ser tecnicamente difíceis de utilizar eficientemente pelo médico e podem ser difíceis de tolerar pelos pacientes. Os alinhadores transparentes controlam muito bem alguns tipos de movimento dentário (especialmente a inclinação), mas têm dificuldade com outros (especialmente a extrusão, a rotação e o posicionamento da raiz).

2. Disfunção da ATM

A DTM é um fator de motivação significativo para alguns adultos que consideram o tratamento ortodôntico. A relação entre a oclusão dentária e as DTMs é altamente controversa, e é importante encará-la de forma objetiva. O tratamento ortodôntico pode, por vezes, ajudar os doentes com DTM, mas não se pode confiar nele para corrigir estes problemas.

A intervenção ortodôntica pode parecer quase mágica, na medida em que os sintomas de DTM desaparecem muito antes de as relações oclusais terem sido corrigidas. Isto acontece porque o tratamento ortodôntico faz com que os dentes fiquem doridos, pelo que o ranger ou cerrar de dentes sensíveis como forma de lidar com o stress não produz a mesma gratificação subconsciente que anteriormente; a atividade parafuncional pára; e os sintomas desaparecem. A alteração das relações oclusais também contribui para quebrar os padrões de hábitos que contribuíram para a fadiga muscular e a dor. O mesmo benefício ocorre com a cirurgia ortognática.

O momento da verdade para os pacientes com DTM que fizeram tratamento ortodôntico chega algum tempo após a conclusão da ortodontia; quando o cerramento e o ranger de dentes que originalmente causaram o problema tendem a reaparecer. Nessa altura, mesmo que as relações oclusais tenham melhorado significativamente, pode ser impossível evitar que o paciente se envolva em actividades parafuncionais que produzam dor. A utilização de talas interoclusais nesta situação pode ser a única forma de evitar a recorrência dos sintomas. Em suma, a cura milagrosa que o tratamento ortodôntico muitas vezes proporciona para a dor miofascial tende a desaparecer com o aparelho. Quem já teve sintomas no passado está sempre em risco de reincidência.

3. Considerações periodontais

As considerações periodontais são cada vez mais importantes à medida que os pacientes envelhecem, independentemente de os problemas periodontais terem sido um fator de motivação para o tratamento ortodôntico. Não há nenhuma contraindicação para o tratamento de adultos que tiveram doença periodontal e perda óssea, desde que a doença tenha sido controlada. No entanto, a progressão da doença periodontal não tratada deve ser antecipada, e a situação periodontal do paciente deve receber grande atenção no planeamento e execução do tratamento ortodôntico para adultos.

Tratamento com envolvimento periodontal mínimo

Os aparelhos ortodônticos tornam simultaneamente mais difícil e mais importante a manutenção da higiene oral. Em crianças e adolescentes, mesmo que a gengivite se desenvolva em resposta à presença de aparelhos ortodônticos, quase nunca evolui para periodontite. Este facto não é garantido nos adultos, por melhor que seja a sua condição periodontal inicial. O movimento vestibular dos incisivos em alguns pacientes pode ser seguido de recessão gengival e perda de inserção. O risco é maior quando os dentes irregulares são alinhados através da expansão da arcada dentária.

O conceito atual é que a recessão gengival ocorre secundariamente a uma deiscência do osso alveolar, se os tecidos sobrejacentes estiverem sob tensão. O stress pode ser devido a qualquer uma de várias causas. As principais possibilidades são o trauma da escova de dentes, a inflamação induzida pela placa bacteriana ou o estiramento e afinamento da gengiva que pode ser criado pelo movimento labial do dente. Uma vez iniciada a recessão, ela pode progredir rapidamente, especialmente se houver pouca ou nenhuma gengiva queratinizada aderida e a aderência for apenas da mucosa alveolar.

Para pacientes ortodônticos adultos, é muito melhor prevenir a recessão gengival do que tentar corrigi-la mais tarde. Por esta razão, um enxerto gengival deve ser considerado em adultos com um mínimo de gengiva aderida ou tecido fino, particularmente naqueles em que a expansão da arcada será usada para alinhar os incisivos e naqueles que serão submetidos a avanço mandibular cirúrgico ou genioplastia.

Tratamento com envolvimento periodontal moderado

Antes de se tentar o tratamento ortodôntico em pacientes com problemas periodontais pré-existentes, a doença dentária e periodontal deve ser controlada. A terapia periodontal preliminar pode incluir todos os aspectos do tratamento periodontal. É importante remover todos os cálculos e outros irritantes das bolsas periodontais antes de se tentar qualquer movimento dentário e, muitas vezes, é aconselhável utilizar retalhos cirúrgicos para expor estas áreas, de modo a garantir a melhor destartarização possível.

Os procedimentos de tratamento para facilitar a manutenção do paciente a longo prazo, tais como o recontorno ósseo ou retalhos reposicionados para compensar áreas de recessão gengival, são melhor adiados até que as relações oclusais finais tenham sido estabelecidas. Um período de observação após o tratamento periodontal preliminar para se certificar de que a doença do paciente está adequadamente controlada e para permitir a cicatrização após a terapia periodontal deve preceder a ortodontia abrangente.

O controlo da doença requer também o tratamento endodôntico de todos os dentes envolvidos na polpa. Não existe qualquer contraindicação para a movimentação ortodôntica de um dente tratado endodonticamente, pelo que a terapia do canal radicular antes da ortodontia não causará problemas. No entanto, a tentativa de movimentar um dente com envolvimento pulpar é suscetível de causar um surto de pulpite e dor.

A orientação geral para o tratamento restaurador preliminar é que as restaurações temporárias devem ser colocadas para controlar a cárie, sendo a restauração definitiva adiada para depois da fase ortodôntica do tratamento. A restauração provisória, no entanto, não deve ser entendida como a utilização de um material de curta duração, que durará apenas alguns meses. A resina composta é atualmente o material de restauro temporário preferido enquanto a ortodontia está a ser realizada. As restaurações fundidas devem ser adiadas até que as relações oclusais finais tenham sido estabelecidas pelo tratamento ortodôntico.

Como as margens das bandas podem dificultar a manutenção periodontal, geralmente é melhor usar um aparelho ortodôntico totalmente colado para adultos com envolvimento periodontal. Os braquetes autoligáveis ou ligaduras de aço também são preferidos para pacientes periodontalmente envolvidos, em vez de anéis elastoméricos para reter os fios ortodônticos, porque os pacientes com anéis elastoméricos têm níveis mais elevados de microorganismos na placa gengival.

Durante a ortodontia completa, um doente com problemas periodontais moderados deve seguir um plano de manutenção, com a frequência de limpeza e destartarização a depender da gravidade da doença periodontal. A terapia de manutenção periodontal em intervalos de 2-4 meses é o plano habitual. Deve também considerar-se a utilização de agentes químicos adjuvantes, como a clorexidina, entre as consultas.

Tratamento com envolvimento periodontal grave

O tratamento com envolvimento periodontal grave é o mesmo, mas deve ser modificado de duas formas:

1. A manutenção periodontal deve ser programada em intervalos mais frequentes (ou seja, a cada 4 a 6 semanas)

2. Os objectivos e a mecânica do tratamento ortodôntico devem ser modificados para manter as forças ortodônticas a um mínimo absoluto, porque a área reduzida da PDL após uma perda óssea significativa significa uma maior pressão na PDL de qualquer força. Por vezes é útil reter temporariamente um dente que está irremediavelmente envolvido periodontalmente, utilizando-o para ajudar a suportar um aparelho ortodôntico que contribuirá para salvar outros dentes.

Mesmo após o desenvolvimento de problemas periodontais graves, o tratamento ortodôntico pode ser realizado sem perda adicional de osso alveolar, se for mantido um bom controlo da condição periodontal. O encerramento de espaços em áreas de grande perda óssea leva, por vezes, a uma melhoria da altura do osso, se pelo menos uma parede da bolsa periodontal permanecer. Como parte do consentimento informado, pode ser dito a pacientes como este que podem ter um tratamento ortodôntico abrangente sem risco indevido de piorar a sua situação periodontal, mas não lhes deve ser prometida uma melhoria.

4. Considerações protéticas (encerramento versus substituição protética)

Os adultos que se apresentam para tratamento ortodôntico completo também têm frequentemente dentes em falta que necessitam de ser substituídos por próteses convencionais ou implantes.

Antigos locais de extração

Nos adultos, é provável que seja difícil fechar um local de extração antigo. O problema surge devido à reabsorção e remodelação do osso alveolar. Após vários anos, a reabsorção resulta numa diminuição da altura vertical do osso e a remodelação produz um estreitamento vestibulolingual do processo alveolar. O encerramento de um espaço de extração nestes casos requer uma remodelação do osso cortical que compreende as placas vestibular e lingual do processo alveolar. O osso cortical responderá à força ortodôntica na maioria dos casos, mas a resposta é significativamente mais lenta.

Um local de extração de um primeiro molar mandibular antigo coloca muitas vezes um problema particular, porque a deriva mesial dos segundos e terceiros molares e a deriva distal dos pré-molares fecham parcialmente o espaço e os molares também apresentam uma inclinação mesial. No tratamento adjuvante, um segundo molar com inclinação mesial é normalmente verticalizado, inclinando-o para distal, e depois é colocada uma ponte. Se for planeado um tratamento abrangente, a decisão de fechar o espaço depende dos problemas específicos de cada paciente. Muitas vezes, é mais sensato abrir um local de extração antigo parcialmente fechado e substituir o dente em falta por uma ponte ou implante. Esta decisão deve ser cuidadosamente ponderada em consulta entre o ortodontista e o prostodontista.

Se for desejado mover os molares inferiores para a frente para fechar o espaço, um implante temporário no ramo pode ser usado para fornecer a ancoragem necessária e evitar a retração dos dentes anteriores inferiores. Esta técnica, pioneira de Roberts, oferece um nível de controlo que não pode ser obtido de nenhuma outra forma (Figura 8.15). O movimento mesial da raiz é tecnicamente muito mais difícil do que a inclinação distal, mas o maior problema é que a remodelação do osso cortical geralmente é necessária para fechar o espaço devido à atrofia após a antiga extração. Mesmo com a ancoragem esquelética, é provável que o fechamento do espaço seja bastante lento.

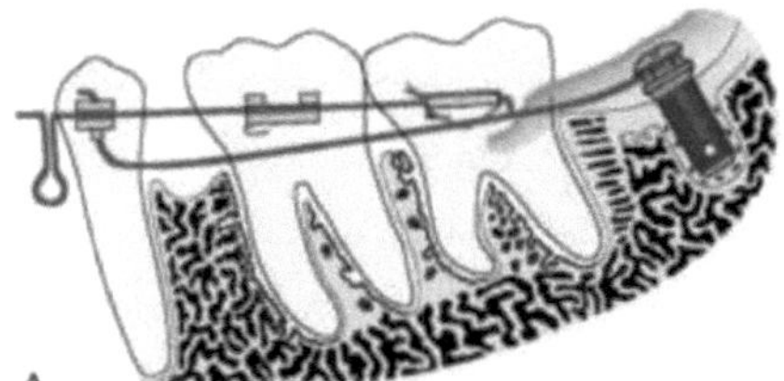

Figura 8.15: Utilização de um implante no ramo para ancoragem

Perda de dentes devido a doença periodontal

A perda de um dente devido a uma doença periodontal também coloca um problema de encerramento do espaço. Por vezes, o encerramento do espaço onde foi extraído um dente irremediavelmente afetado resulta numa melhoria da situação periodontal. No entanto, a menos que pelo menos uma parede óssea permaneça, é melhor afastar os dentes dessa área, em preparação para uma substituição protética, porque não se pode esperar uma formação óssea normal à medida que o dente se move para o defeito.

No entanto, existe uma exceção. Alguns adolescentes e jovens adultos perdem os primeiros molares e incisivos devido a uma periodontite juvenil agressiva, que ataca estes dentes de forma diferenciada e se caracteriza pela presença de um micróbio específico, o *Actinobacillus actinomycetemcomitans.* Uma vez controlado o processo da doença, o que normalmente envolve terapia antibiótica, o agente causador parece desaparecer. Embora o osso à volta dos primeiros molares seja muitas vezes totalmente destruído, nem o segundo molar nem o segundo pré-molar são significativamente afectados na maioria dos doentes. Muitas vezes é possível fechar ortodonticamente os locais de extração do primeiro molar, trazendo o segundo molar permanente para a frente na área onde o primeiro molar foi perdido, sem ter de recorrer a implantes para ancoragem adicional. O segundo molar traz consigo o seu próprio osso de revestimento, e o grande defeito ósseo desaparece.

Esta resposta favorável é atribuída a uma combinação de três factores: a idade relativamente jovem destes pacientes, o facto de o ataque original ter sido quase inteiramente nos primeiros molares, e o desaparecimento da flora bacteriana específica. Num paciente mais velho que perdeu um dente devido a uma doença periodontal, é pouco provável que os outros dentes tenham sido totalmente poupados ou que a flora bacteriana tenha mudado, e não seria de bom senso tentar fechar o espaço.

5. Considerações cirúrgicas (ortognáticas)

Uma má oclusão associada a qualquer discrepância significativa no esqueleto dentofacial de um adulto requer uma combinação de ortodontia e reposicionamento cirúrgico dos maxilares para uma correção definitiva. O ortodontista pode movimentar dentes e alvéolos, mas isso não tem impacto substancial no osso maxilar basal do adulto. A principal tarefa do ortodontista é o alinhamento dos dentes. O cirurgião oral e maxilofacial é responsável pela correção cirúrgica dos maxilares e das estruturas associadas. Os principais objectivos do tratamento das más oclusões esqueléticas graves são a reabilitação estética, funcional e psicológica. A cirurgia ortognática envolve riscos, pelo que o diagnóstico e o plano de tratamento dos casos ortognáticos requerem uma abordagem sistemática em equipa.[36]

Indicações da cirurgia ortognática

Dada a relação entre as deformidades do esqueleto facial e a disfunção mastigatória, bem como as limitações das terapias não cirúrgicas para corrigir estas discrepâncias, a cirurgia ortognática deve ser considerada clinicamente adequada nas seguintes circunstâncias[37]

1. Discrepâncias antero-posteriores (norma estabelecida=2mm)
    a. Relação incisivo maxilar/mandibular
        - Sobredimensão horizontal de +5 mm ou mais
        - Sobredimensão horizontal de zero a um valor negativo
    b. Discrepância da relação molar antero-posterior maxilar/mandibular de 4 mm ou mais
2. Discrepâncias verticais
    a. Presença de uma deformidade esquelética facial vertical com dois ou mais desvios-padrão em relação às normas publicadas para referências esqueléticas aceites
    b. Mordida aberta

- Sem sobreposição vertical dos dentes anteriores
- Mordida aberta posterior unilateral ou bilateral superior a 2 mm

c. Sobremordida profunda com impacto ou irritação dos tecidos moles vestibulares ou linguais da arcada oposta

d. Supra-erupção de um segmento dentoalveolar devido à falta de oclusão

3. Discrepâncias transversais

a. Presença de uma discrepância esquelética transversal de dois ou mais desvios-padrão em relação às normas publicadas

b. Discrepância total bilateral entre a cúspide palatina maxilar e a fossa mandibular igual ou superior a 4 mm, ou discrepância unilateral igual ou superior a 3 mm, tendo em conta a inclinação axial normal dos dentes posteriores

4. Assimetrias

Assimetrias anteroposteriores, transversais ou laterais superiores a 3 mm com assimetria oclusal concomitante

Ortodontia pré-operatória

Existem dois objectivos principais do tratamento ortodôntico pré-cirúrgico:[36]

1. Eliminar qualquer compensação dentoalveolar natural que possa existir para uma discrepância esquelética e, por conseguinte, permitir uma correção cirúrgica completa

2. Coordenar as arcadas dentárias para produzir uma oclusão bem interdigitada, funcional e estável na posição pós-cirúrgica final.

Quantidade de correção ortodôntica antes da cirurgia

Existem diferentes escolas de pensamento relativamente à quantidade de tratamento ortodôntico que deve ser efectuado antes da correção cirúrgica dos maxilares.[36] Convencionalmente, a maior parte da movimentação dentária é conseguida antes da cirurgia:

a. Permitir a correção exacta e máxima do problema esquelético

b. Necessita apenas de um curto período de tratamento ortodôntico pós-cirúrgico para pormenorizar a oclusão.

Uma filosofia alternativa defende a realização de um movimento dentário mínimo antes de efetuar a cirurgia o mais cedo possível. As vantagens desta abordagem incluem o seguinte:

a. A melhoria da estética facial é conseguida mais cedo no tratamento

b. O movimento dentário subsequente é mais previsível e realizável num ambiente esquelético de Classe I

c. As alterações metabólicas locais associadas à cicatrização pós-cirúrgica facilitam uma movimentação dentária mais eficaz

d. O reposicionamento cirúrgico raramente é completamente exato e, por isso, quanto mais cedo for iniciado o tratamento ortodôntico pós-cirúrgico, melhor.

Embora estes argumentos e vantagens propostas tenham alguma validade, são marginais e a sabedoria convencional sugere que se atinja a descompensação oclusal máxima antes da cirurgia.

A ortodontia pré-operatória é realizada por uma série de fases sobrepostas através do movimento dentário ortodôntico e inclui:[3]

1. **Alinhamento do arco**

O primeiro objetivo da ortodontia pré-operatória é alinhar as arcadas dentárias ou as suas partes, de modo a que sejam compatíveis entre si. A correção de apinhamentos e rotações, o tratamento de dentes impactados e as discrepâncias de comprimento das arcadas são as principais preocupações da ortodontia pré-operatória, pois facilitam a intercuspidação das arcadas; caso contrário, o resultado cirúrgico seria restrito.

2. **Achatamento do arco**

O planeamento do aplanamento da arcada dentária é

particularmente importante. O aplanamento e o alinhamento dentário são normalmente um processo comum de uma só etapa na ortodontia convencional. Este não é o caso em todos os casos cirúrgicos. Quando a mandíbula é deslocada cirurgicamente para a frente ou para trás, a posição do incisivo inferior é o que determina a altura facial inferior.

3. Exacerbações

Em discrepâncias esqueléticas graves, os dentes tentam manter algum contacto, sob o efeito de forças externas e internas, de forma a compensar o problema esquelético. Embora essa compensação melhore as relações oclusais e a aparência do paciente, ela restringe a extensão da correção cirúrgica. Nos casos de Classe III esquelética, os incisivos superiores são frequentemente inclinados para vestibular, enquanto os inferiores são inclinados para lingual. Pelo contrário, nos casos de Classe II esquelética, os incisivos superiores são frequentemente verticalizados e os inferiores inclinados labialmente. Uma consequência destas alterações compensatórias é que o overjet é virtual em relação à magnitude real da discrepância esquelética. A ortodontia pré-operatória tem como objetivo exacerbar as relações dentárias, removendo o efeito de camuflagem e colocando os incisivos em inclinação normal para as bases esqueléticas, se isso for possível.

4. Intercuspação dos arcos

Um dos objectivos da ortodontia pré-operatória é conseguir a harmonização das arcadas dentárias a todos os níveis durante a cirurgia. A fase final da preparação ortodôntica assegura a coordenação das arcadas dentárias no plano transversal após o movimento cirúrgico. Antes do final da fase pré-operatória, os fios rectangulares rígidos superiores e inferiores devem ser posicionados passivamente durante oito semanas antes da cirurgia. Devem ser colocados nos fios algum tipo de ganchos ou braquetes com fixações grossas, de modo a facilitar a imobilização durante a cirurgia.

Fase cirúrgica

A cirurgia ortognática pode envolver uma série de movimentos cirúrgicos, que permitem o reposicionamento da maxila ou da mandíbula dentro do esqueleto facial (Figura 8.16). Este tipo de cirurgia não afecta qualquer capacidade de crescimento inerente que possa residir nos maxilares e, por esta razão, só é realizada quando o crescimento esquelético tiver cessado, no adulto.[36]

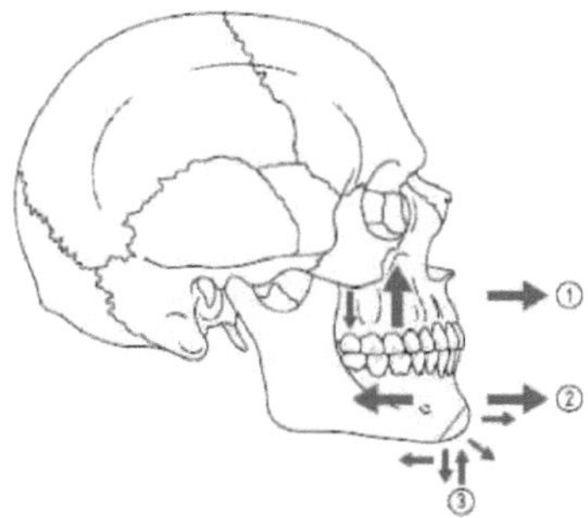

Figura 8.16: Gama de movimentos cirúrgicos. (1) A maxila pode ser deslocada para a frente, para cima e para baixo. (2) A mandíbula pode ser deslocada para a frente ou para trás. (3) O queixo pode ser deslocado para a frente, para trás, para cima e para baixo.

São normalmente efectuados vários procedimentos cirúrgicos para alterar a posição, a largura e o plano oclusal de ambas as arcadas.

1. Osteotomia Le Fort I

Com a osteotomia Le Fort I, todo o maxilar pode ser deslocado nas direcções antero-posterior, vertical ou transversal como uma única unidade. O maxilar pode ser movido para a frente ou para cima até 10 mm e estes movimentos são geralmente estáveis; o reposicionamento para trás também é possível, mas as alterações que podem ser alcançadas são menores, cerca de 5 mm.

O reposicionamento inferior do maxilar é notoriamente instável e geralmente evitado.[36]

2. ***Expansão rápida do palato assistida cirurgicamente***

A correção da constrição transversal da maxila pode ser feita na adolescência com aparelhos ortodônticos não cirúrgicos. No final da adolescência, quando as suturas começam a fechar, a recidiva aumenta. Uma osteotomia Le Fort de múltiplas peças pode ser realizada para proporcionar a expansão simultânea da maxila, mas o grau de recidiva é alto. No adulto jovem, o procedimento preferido é a expansão palatina rápida assistida cirurgicamente (SARPE). O ortodontista coloca um expansor palatino antes do procedimento.[3]

3. ***Osteotomia bilateral sagital dividida (BSSO)***

A osteotomia bilateral sagital-split (BSSO) é utilizada para deslocar a mandíbula para a frente ou para trás no tratamento da retrognatia, prognatismo ou assimetria. Ambos os movimentos demonstram uma boa estabilidade, nomeadamente o avanço mandibular, embora o limite superior seja de cerca de 10 mm. 6[3]

4. ***Cirurgia de duas mandíbulas***

Mover a maxila e a mandíbula num só procedimento requer osteotomizar ambos os maxilares e fixá-los com precisão na posição determinada pelo plano de tratamento. Se for efectuado um planeamento adequado do tratamento, cirurgia de modelos e fabrico de talas, cada maxilar deve poder ser colocado na posição pretendida com precisão. Os cortes ósseos mandibulares são efectuados primeiro, mas terminam antes da conclusão da osteotomia. A osteotomia maxilar é efectuada e o maxilar é colocado na sua nova posição utilizando a tala intermédia. A tala intermédia é utilizada para fixar os dentes com fios na fixação intermaxilar. A tala intermédia indexa a nova posição do maxilar à posição pré-operatória (não corrigida) da mandíbula.[3]

Ortodontia pós-operatória

O período final do tratamento ortodôntico tem como objetivo estabelecer relações oclusais ideais e a máxima interdigitação dos dentes. Esta fase do tratamento começa duas a quatro semanas mais tarde, depois de ter sido alcançada uma amplitude de movimento mandibular satisfatória e de haver uma boa cicatrização óssea.[3] A duração deste tratamento dependerá da quantidade de movimento dentário ainda necessário. Nos casos em que o nivelamento da arcada tenha sido conseguido antes ou com a cirurgia, a fase pós-cirúrgica diz normalmente respeito apenas ao pormenor oclusal final. Em contrapartida, o nivelamento pós-cirúrgico pode demorar um pouco mais, mas na maioria dos casos não será necessário um período superior a seis meses de tratamento ortodôntico pós-cirúrgico.[36]

Aspectos especiais do tratamento ortodôntico de adultos[21]

O tratamento ortodôntico para adultos tem frequentemente de ser modificado de várias formas:

1. O desejo do paciente por um aparelho ortodôntico minimamente aparente ou invisível deve ser acomodado, se possível. Isto requer a consideração de CAT, cerâmica ou outros brackets não metálicos, ou ortodontia lingual.
2. Nos doentes que perderam algum suporte periodontal, a força ortodôntica *deve* ser reduzida.
3. A intrusão é frequentemente necessária no nivelamento de ambas as arcadas devido à falta de crescimento, particularmente as pequenas quantidades de crescimento vertical que permitem alguma extrusão dos dentes posteriores em adolescentes sem levar à rotação mandibular.
4. É provável que a fixação esquelética sob a forma de miniplacas, parafusos ou implantes seja necessária para alguns tipos de

movimentação dentária, especialmente a intrusão de dentes posteriores, a protracção de dentes posteriores, ou para suportar a retração máxima e/ou intrusão de dentes anteriores.

No tratamento de adultos, é mais provável que se desejem braquetes de cerâmica ou da cor do dente do que no tratamento típico de adolescentes, mas estes não alteram os procedimentos de tratamento. A terapia com alinhadores transparentes (CAT) e a ortodontia lingual também são alternativas estéticas para o paciente adulto e serão discutidas mais adiante.

Aplicações da ancoragem esquelética

Existem quatro aplicações principais para a ancoragem esquelética no tratamento de adultos:

1. Posicionamento de dentes individuais quando não existe outra ancoragem satisfatória (normalmente porque outros dentes foram perdidos devido a doença dentária ou periodontal).
2. Retração de incisivos salientes.
3. Deslocação distal ou mesial dos molares (e de toda a arcada dentária, se necessário).
4. Intrusão de dentes posteriores para fechar uma mordida aberta anterior ou de dentes anteriores para abrir uma mordida profunda.

Ancoragem para posicionamento de dentes individuais

Uma excelente utilização dos parafusos ósseos para ancoragem é em pacientes, geralmente adultos, que não possuem dentes de ancoragem (Figura 8.17) ou ancoragem convencional suficiente para o movimento dentário desejado. Trata-se de um tratamento adjuvante com um aparelho fixo parcial que envolve distribuição de espaço. Geralmente é feito por um ortodontista na preparação para implantes e substituição protética de dentes perdidos.

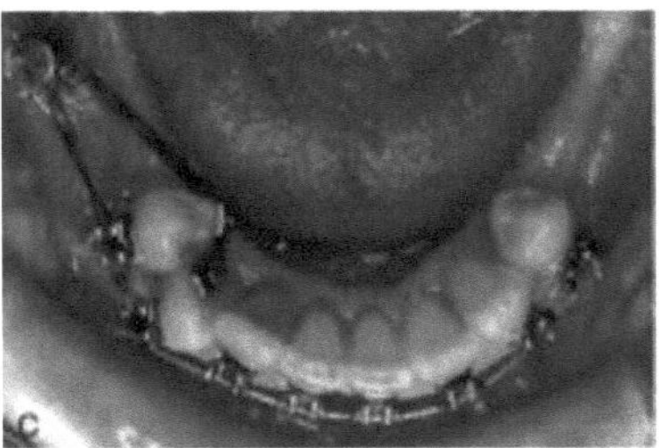

Figura 8.17: Retração do canino e do primeiro pré-molar direito, utilizando um parafuso ósseo para ancoragem

Os parafusos ósseos que penetram diretamente nos tecidos orais têm normalmente um ombro no ponto de contacto com os tecidos moles e uma cabeça modificada à qual podem ser fixados fios, molas ou elásticos. Os parafusos podem ser ligeiramente carregados imediatamente ou alguns dias após a sua colocação, e tendem a apertar e a tornar-se mais firmes à medida que a tensão acelera a remodelação óssea. A aplicação de uma força forte aumenta a probabilidade de o parafuso se soltar e cair - mas uma força suficientemente forte para causar isso é quase sempre excessiva para um movimento dentário ótimo.

Retração e intrusão de incisivos salientes

Os incisivos superiores salientes são normalmente inclinados para a face, e incliná-los para a língua é uma forma óbvia de corrigir a sua inclinação axial. Este movimento também traz os bordos incisais para baixo, o que é bom se o aumento da exposição dos incisivos e o fecho de uma mordida aberta anterior fizerem parte do plano de tratamento, mas mau se for necessário manter ou diminuir a exposição dos incisivos e corrigir uma mordida profunda anterior. Com a mecânica de arco segmentado, os incisivos superiores podem ser tanto retraídos como intruídos (Figura 8.18) se for mantida uma excelente ancoragem com arcos linguais estabilizadores e aparelhos extrabucais, se necessário.

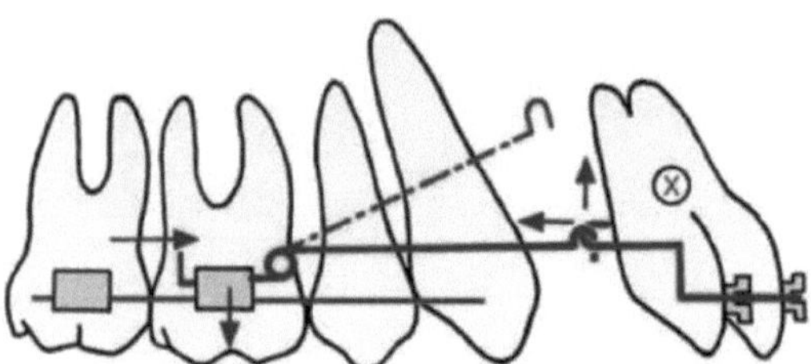

Figura 8.18: A abordagem do arco segmentado permite a retração e intrusão simultâneas de um segmento anterior. Uma barra rígida no segmento anterior pode ser estendida posteriormente para que o ponto de aplicação de uma força intrusiva esteja no centro de resistência do segmento incisivo ou distal a ele. Se uma mola cantilever for usada para aplicar uma força intrusiva nesse ponto, a tendência de uma força de retração para alongar o segmento anterior pode ser ultrapassada.

Tanto os parafusos ósseos no alvéolo maxilar como as miniplacas na base do arco zigomático oferecem uma ancoragem que torna a retração muito mais fácil e previsível (Figura 8.19). A direção da força, tanto para cima como para trás, é ideal para este fim, e as molas de A-NiTi fornecem níveis de força constantes e conhecidos.

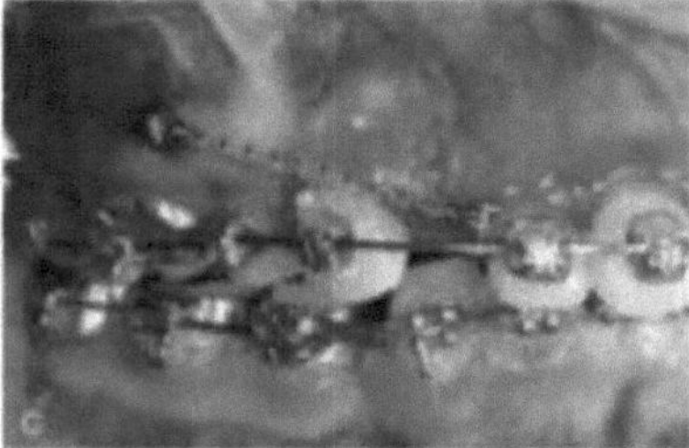

Figura 8.19: Retração do segmento do incisivo maxilar com parafusos de osso

A retração dos dentes anteriores maxilares com implantes no palato foi uma das primeiras aplicações da ancoragem esquelética. Um implante no centro do palato pode ser usado para estabilizar um arco lingual que impede o movimento dos molares aos quais está ligado (Figura 8.20). Isso facilita o controle dos molares à medida que os incisivos são retraídos, mas a mecanoterapia ortodôntica é mais difícil quando uma força para cima e para trás não é derivada diretamente da âncora esquelética, e pode ser difícil remover um implante palatino que se torna osseointegrado.

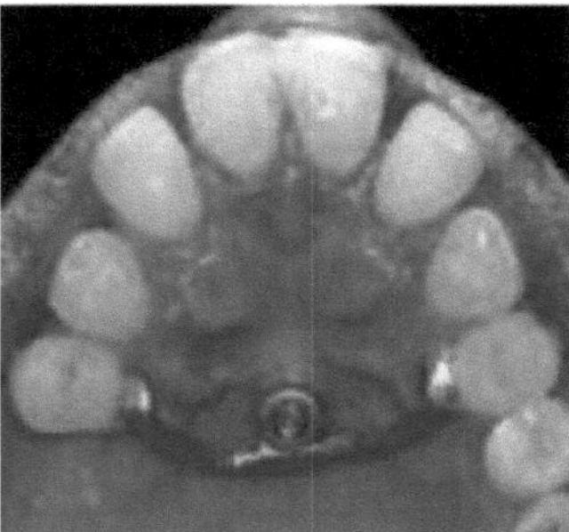

Figura 8.20: Arco lingual estabilizador ligado à âncora, em preparação para a retração dos incisivos maxilares salientes

Os incisivos mandibulares salientes também podem ser retraídos utilizando parafusos de osso alveolar para ancoragem, mas é menos provável que tal seja necessário, uma vez que devem ser inclinados para a língua e não torcidos, como acontece normalmente com os incisivos maxilares. O osso basal estreito na área anterior da mandíbula geralmente contra-indica o torque na retração dos incisivos devido ao risco de reabsorção radicular.

Movimento distal ou mesial dos molares

a. Distalização do maxilar

O movimento distal dos molares superiores pode proporcionar espaço numa arcada maxilar congestionada; o movimento distal de toda a arcada dentária maxilar proporcionaria uma forma de corrigir uma má oclusão de Classe II devido a uma posição anterior dos dentes superiores na sua base esquelética. Para ambos os tipos de movimento, as miniplacas, em vez de parafusos ósseos, proporcionam um resultado mais previsível e permitem que as raízes se movam sem a interferência de parafusos no processo alveolar, mas os parafusos ósseos podem ser usados se forem colocados no palato ou no processo infrazigomático, longe das raízes (Figura 8.21). A arcada inteira geralmente pode ser recuada 2 a 4 mm. A extração dos segundos molares para proporcionar espaço para o movimento posterior da arcada dentária ou a extração dos pré-molares para que apenas o segmento anterior tenha de ser movido é necessária se for necessária uma maior quantidade de retração dos incisivos.

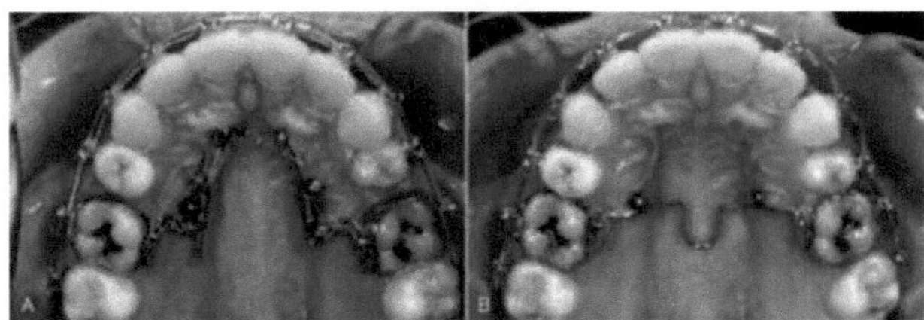

Figura 8.21: A, Molares distalizados com parafusos ósseos bilaterais B, Parafusos palatinos usados para estabilizar os molares enquanto os outros dentes são retraídos

b. Distalização mandibular

Mover toda a arcada mandibular distalmente era simplesmente impossível até que a ancoragem esquelética se tornou disponível. Isso pode ser feito geralmente através de um parafuso ósseo longo na plataforma vestibular da mandíbula ou no ramo (geralmente menos desejável). A maioria dos ortodontistas ainda não pensa na distalização mandibular em duas circunstâncias nas quais ela pode ser útil:

1. Má oclusão de Classe III com um componente de protrusão dentária mandibular, que quase nunca é visto em pacientes de Classe III de origem europeia, mas ocorre com razoável frequência em asiáticos, para os quais esta forma de camuflagem de Classe III pode ser bastante aceitável (Figura 8.22)

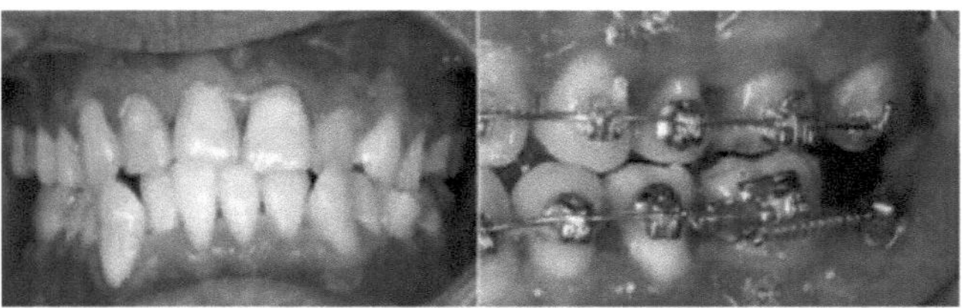

Figura 8.22: Apinhamento e protrusão moderada dos dentes anteriores inferiores corrigidos através da deslocação posterior da arcada dentária, utilizando parafusos ósseos bilaterais na plataforma vestibular e molas NiTi

2. Protrusão do incisivo criada durante o tratamento de apinhamento severo. Esta situação foi evitada através de extração para a prevenir até à popularização da ideia de que forças leves e o bracket autoligável certo permitiam de alguma forma o tratamento sem extração e sem protrusão. De facto, a protrusão do incisivo inferior é um acompanhamento comum da expansão da arcada para corrigir o apinhamento severo com todos os tipos de brackets, e a utilização da ancoragem esquelética para trazer toda a arcada dentária de volta a uma melhor posição relativamente ao osso basal pode ser bastante útil.

c. Protracção molar

O fechamento do espaço trazendo os molares para frente pode ser realizado facilmente com um mini-parafuso para fornecer ancoragem direta ou indireta. A ancoragem indireta, utilizando o parafuso ligado a um dente de ancoragem, é geralmente preferível, especialmente na mandíbula, onde o vestíbulo é mais curto. A ancoragem direta, utilizando um braço de força a partir do molar, de modo a que a direção da força seja próxima do centro de resistência, pode ser satisfatória para a protracção de um molar superior (Figura 8.23).

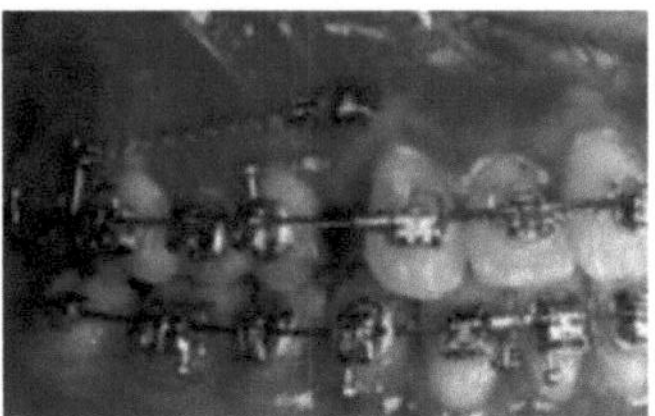

Figura 8.23: Parafusos ósseos utilizados para fechar o espaço distal aos caninos, trazendo os segmentos posteriores para a frente *Intrusão*

A intrusão de dentes em adultos é considerada em duas situações:

1. Incisivos excessivamente erupcionados levando a uma exposição excessiva e/ou mordida profunda anterior.
2. Molares sobreerupcionados em mordida aberta anterior com altura facial excessiva. Ocasionalmente, a intrusão de outros dentes é indicada.

a. Intrusão de incisivos

Em adolescentes e adultos jovens com sobremordida excessiva, a escolha entre a intrusão dos incisivos ou a extrusão dos dentes posteriores pode muitas vezes ser resolvida a favor da extrusão, porque o crescimento vertical irá compensá-la. Nos adultos, a escolha deve ser frequentemente a intrusão, que é muito mais eficaz quando a ancoragem esquelética sob a forma de miniplacas ou parafusos está disponível e quando são utilizados arcos segmentados em vez de contínuos.

Um problema potencial com a intrusão em adultos periodontalmente envolvidos é a perspetiva de que este tratamento possa produzir um aprofundamento das bolsas periodontais, pelo que nunca deve ser tentado sem um excelente controlo da inflamação. Por outro lado, se for mantida uma boa higiene, a experiência clínica tem mostrado que é possível manter os dentes que foram tratados desta forma e que o comprimento da raiz e a altura do osso alveolar não são muito afectados.

A relação coroa/raiz é um fator significativo no prognóstico a longo prazo para um dente que tenha sofrido perda óssea periodontal. O encurtamento da coroa melhora a relação coroa/raiz. Em adultos com perda óssea e mordida profunda anterior, o ortodontista não deve hesitar em remover parte da coroa dos incisivos inferiores alongados como alternativa à intrusão. A redução da altura da coroa dos incisivos superiores deve ser abordada com cautela, devido ao possível efeito adverso na exposição anterior do dente, e muitas vezes a intrusão de incisivos desgastados para que a coroa possa ser restaurada à altura normal é uma abordagem melhor.

A mecanoterapia necessária para produzir a intrusão dos incisivos num adulto não é diferente dos métodos para pacientes mais jovens. No entanto, nos adultos, a estabilização cuidadosa dos segmentos da arcada dentária durante a intrusão dos incisivos é mais importante, especialmente se o paciente também tiver sofrido perda óssea periodontal. Para esses pacientes, a ancoragem esquelética através de parafusos de osso alveolar é particularmente vantajosa. A intrusão diferencial dos incisivos superiores, com mais intrusão de um lado ou intrusão de um lado e extrusão do outro, também pode ser utilizada para ajudar a corrigir um plano oclusal maxilar inclinado, se a inclinação não for demasiado grave.

b. Intrusão de dentes posteriores para fechar a mordida aberta anterior

A maioria dos pacientes com mordida aberta anterior apresenta alongamento dos dentes posteriores da maxila, de modo que a mandíbula é girada para baixo e para trás. O segmento incisivo frequentemente está razoavelmente bem posicionado em relação ao lábio superior. A extrusão dos incisivos para fechar a mordida nesses pacientes não é esteticamente aceitável nem estável; a intrusão dos segmentos posteriores é a abordagem ideal para o tratamento. Isso era essencialmente impossível até que a cirurgia segmentar da maxila foi desenvolvida no início dos anos 70, de modo que os segmentos posteriores da maxila pudessem ser intruídos. Atualmente, a ancoragem esquelética torna a intrusão ortodôntica uma alternativa possível à cirurgia (Figura 8.24).

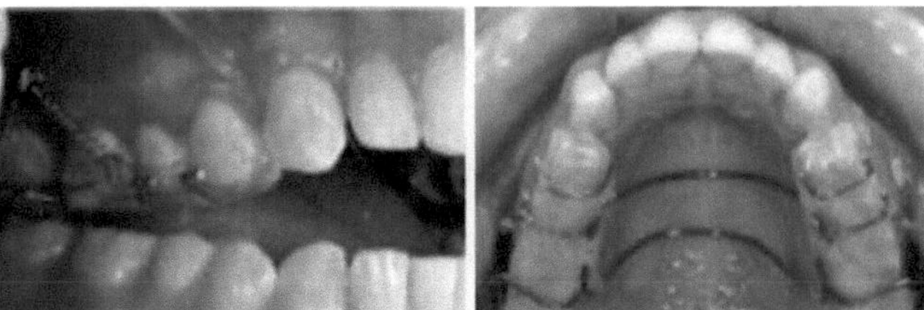

Figura 8.24: Intrusão de dentes posteriores maxilares utilizando um parafuso ósseo longo na base do zigoma para ancoragem, com uma placa de Erverdi modificada (placa AOB) para controlar os dentes. Arcos transpalatais duplos ligam as duas placas.

Para a intrusão dos dentes posteriores maxilares, as miniplacas na base do arco zigomático (Figura 8.25) proporcionam uma excelente ancoragem. Essas placas são fixadas com múltiplos parafusos e são cobertas pelos tecidos moles orais. A fixação do aparelho ortodôntico é feita através do tecido mole, preferencialmente na junção da gengiva com a mucosa. O maior problema das miniplacas é que elas requerem mais cirurgia do que a maioria dos ortodontistas deseja. Uma alternativa possível é a colocação de um parafuso ósseo longo, que se estende até a base da arcada zigomática e que pode ser colocado por ortodontistas com experiência em parafusos ósseos alveolares. Um parafuso deste tipo deve ser colocado através da gengiva, se possível, porque os parafusos ósseos colocados em tecido não fixado correm maior risco de infeção e crescimento excessivo do tecido. O parafuso pode ser colocado acima e entre o primeiro e o segundo molar (se também for necessária alguma retração da arcada maxilar para ajudar na correção da Classe II) ou acima e entre o primeiro molar e o segundo pré-molar (se o doente também tiver uma ligeira tendência para a Classe III e algum movimento mesial da arcada dentária ajudar).

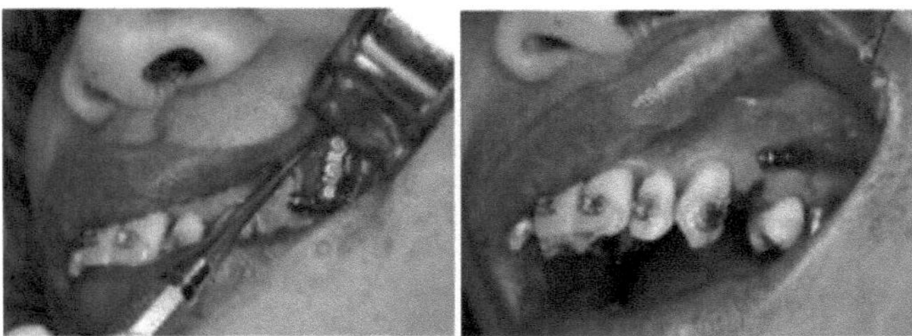

Figura 8.25: Colocação de uma âncora óssea fixada por três parafusos ósseos no contraforte zigomático para retração dos incisivos superiores. Tecido mole cobrindo a âncora, com apenas o tubo para fixação de uma mola de retração exposto na boca.

Um sistema de força ideal para a intrusão é criado por molas de A-NiTi, que fornecem uma força conhecida relativamente constante ao longo de uma gama considerável de ativação. Uma força ascendente na face dos dentes posteriores é também uma força para os inclinar facialmente, e o controlo para evitar isto é essencial. As arcadas linguais transpalatinas são uma possibilidade, mas é necessário controlar todos os dentes do segmento a ser intruído. Uma placa colada cobrindo a superfície oclusal dos dentes, fabricada de modo que fique fora do palato o suficiente para permitir a intrusão, é o método preferido. Como a mandíbula roda para cima e para a frente à medida que os dentes posteriores se intrometem, pode ser vantajoso ter um componente de Classe II ou Classe III para a força, de modo a que a arcada maxilar seja movida um pouco para a frente ou para trás à medida que a intrusão ocorre, para ajudar a obter um overjet correto no final do tratamento. Isto pode ser facilitado ajustando o ponto de fixação da mola à placa (Figura 8.26).

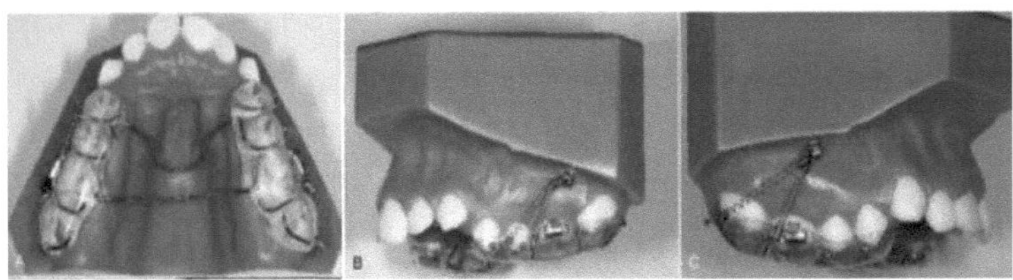

Figura 8.26: A, Tala oclusal para intrusão dos dentes posteriores do maxilar. As arcadas linguais estão fora do palato, dando espaço para que a intrusão ocorra. B, molas de intrusão para a ancoragem óssea com uma direção de força de Classe II, bem como vertical. C, molas de intrusão com uma direção de tração de Classe III.

Mesmo com uma força leve apropriada (não mais do que 50 g para um segmento posterior de três dentes), a intrusão não ocorre tão rapidamente quanto outros tipos de movimentação dentária. O fechamento de espaço e a maioria dos outros tipos de movimento ocorrem a uma taxa de cerca de 1 mm por mês. Na melhor das hipóteses, a intrusão posterior ocorre a metade dessa taxa. Como 1 mm de intrusão dos dentes posteriores maxilares se traduz em cerca de 2 mm de fechamento da mordida aberta anterior, no entanto, uma mordida aberta de 4 mm tipicamente se fecha em tantos meses. Nesse momento, o restante do aparelho fixo completo pode ser colocado, e os outros tratamentos necessários podem ser completados enquanto o segmento intruído permanece preso ao parafuso de ancoragem ou à miniplaca. Após a intrusão dos segmentos posteriores, as mesmas âncoras utilizadas para esse fim podem facilmente servir de ancoragem para a retração ou protracção da arcada maxilar.

Ainda não está claro até que ponto os dentes posteriores podem ser intruídos para fechar a mordida aberta anterior, mas a experiência sugere que pode ser obtida uma intrusão de até 4 mm. Qualquer que seja a quantidade de intrusão, parece também que alguma dela (15-20%) será perdida a curto prazo. Isto sugere que o fecho de uma mordida aberta anterior de 4 a 6 mm é bastante viável com intrusão de molares, com uma estabilidade razoavelmente boa a curto e médio prazo. Um fechamento maior provavelmente exigiria cirurgia para reposicionar a maxila superiormente.

ACELERAR O TRATAMENTO ORTODÔNTICO EM ADULTOS

Em crianças e adolescentes, o crescimento pode ser utilizado para ajudar no tratamento ortodôntico e ortopédico das más oclusões dentárias e esqueléticas. No entanto, os pacientes adultos têm pouco ou nenhum crescimento remanescente. Por conseguinte, as abordagens ortopédicas não podem ser utilizadas, prolongando frequentemente o tratamento nos adultos.[38] O tratamento ortodôntico prolongado leva muitos pacientes, especialmente adultos, a evitar o tratamento ou a procurar soluções alternativas mais curtas com resultados comprometidos. Em adultos com apinhamento ou protrusão dentária significativa, o tratamento ortodôntico ideal requer frequentemente a extração de dentes pré-molares, mas o tratamento que requer extracções de pré-molares é, em média, seis meses mais longo do que o tratamento sem extracções.[39] À medida que o tratamento ortodôntico de adultos cresce em popularidade, o desejo de um tempo de tratamento mais rápido será antecipado. Por conseguinte, é fundamental explorar modalidades alternativas para acelerar o tempo de tratamento ortodôntico dos adultos.

Os métodos para acelerar o movimento dentário podem ser amplamente classificados em abordagens invasivas, minimamente invasivas e não invasivas (Tabela 9.1).

Invasive	Minimal invasive	Non invasive
Interseptal alveolar surgery (Distraction Osteogenesis)	Piezocision & Discision	Cyclic Vibrations
Conventional Corticotomy	Microosteoperforation (Alveocentesis)	Low Level Laser Therapy (Photo biomodulation)
PAOO (Wilckodontics)		Drug Therapy

Tabela 9.1: Métodos para acelerar o movimento dentário

Procedimentos invasivos

Cirurgia alveolar interseptal

A cirurgia alveolar interseptal ou osteogénese de distração (DO) envolve o deslocamento controlado e gradual de fracturas criadas cirurgicamente, o que se designa por osteotomia subperiosteal por tração incremental que resulta na expansão simultânea do tecido mole e do volume ósseo devido ao alongamento mecânico do local da osteotomia (Figura 9.1). Divide-se em distração do osso dentoalveolar ou distração do ligamento periodontal[40].

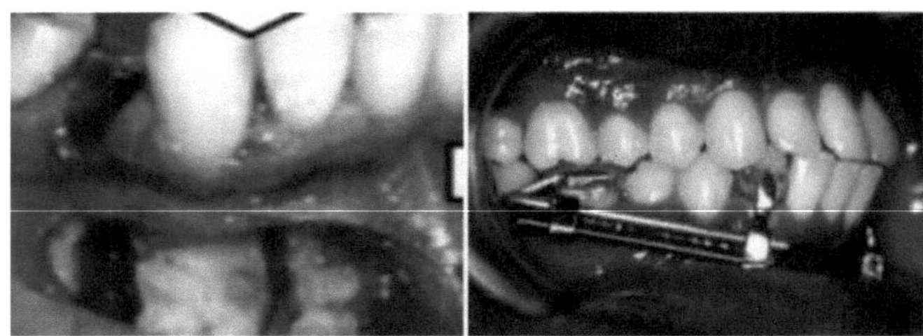

Figura 9.1: Cirurgia alveolar interseptal (A) Cortes de osteotomia (B) Dispositivo DO

Corticotomia

É um procedimento cirúrgico em que apenas o osso cortical é cortado, perfurado ou alterado mecanicamente sem qualquer alteração no osso medular, ao contrário das osteotomias que envolvem toda a espessura do osso. Os retalhos mucoperiosteais bucais e linguais de espessura total são elevados. Os cortes de corticotomia são posicionados com armamento piezocirúrgico ou micromotor sob irrigação (Figura 9.2) e podem ser seguidos pela colocação de um material de enxerto nos locais da corticotomia para aumentar a espessura do osso, se necessário[41].

Vantagens

- O osso pode ser aumentado e os defeitos periodontais evitados

- Alterações mínimas no aparelho de fixação periodontal

- Duração mínima do tratamento e aumento da taxa de movimentação dentária

- Menos reabsorção radicular

Desvantagens

- Procedimento dispendioso e comparativamente invasivo.

- Pode causar dor e inchaço no pós-operatório.

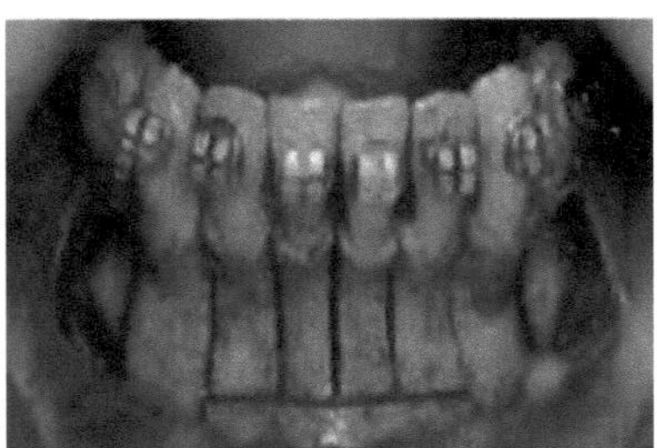

Figura 9.2: Corticotomia

PAOO (WILCKODONTIA)

Em 2001, Wilcko et al. introduziram um método que combina a cirurgia de corticotomia e o enxerto de osso alveolar, que é referido como ortodontia osteogénica acelerada ou, mais recentemente, como ortodontia osteogénica periodontalmente acelerada (PAOO)[42] . Este procedimento, que permite o movimento rápido dos dentes, deve-se a um evento de cura que foi descrito por Frost[43] e denominado fenómeno de aceleração regional (RAP). As duas principais características do RAP incluem a diminuição da densidade óssea regional e a aceleração da renovação óssea, que se acredita facilitarem a movimentação dentária ortodôntica.

A PAOO é uma técnica ortodôntica facilitada por corticotomia modificada com a adição de aumento alveolar, que tem a vantagem de aumentar o volume do osso alveolar e permite a correção de deiscências e fenestrações ósseas pré-existentes (Figura 9.3). Podem ser utilizados enxerto ósseo autógeno, aloenxerto ou xenoenxerto, aloenxerto ósseo desmineralizado liofilizado (DFDBA) e materiais aloplásticos. O início do uso de força ortodôntica não deve ser adiado por mais de duas semanas após a cirurgia de PAOO.

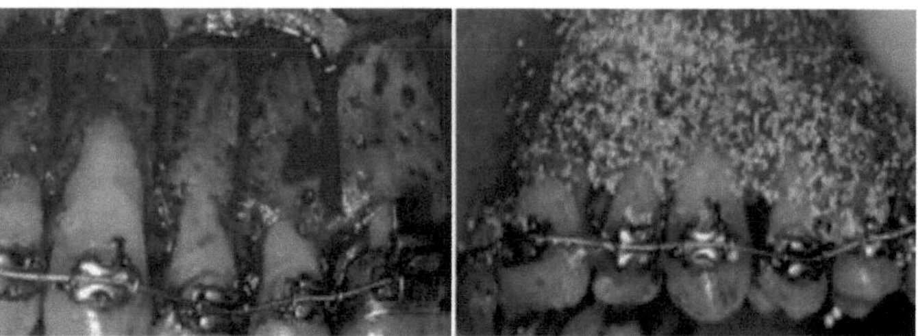

Figura 9.3: Corticotomia modificada (Wilckodontics)

Indicações

- Má oclusão de classe I com apinhamento moderado a grave

- Má oclusão de classe II que requer extração/expansão

- Casos ligeiros da classe III

Contra-indicações

- Pacientes com doença periodontal ativa

- Tratamento endodôntico efectuado de forma inadequada

- Doentes com história de utilização prolongada de corticosteróides

- Doentes a tomar medicamentos que interferem com o metabolismo ósseo, como bisfosfonatos ou AINEs

Vantagens

- Comprovado por muitos autores para acelerar a movimentação dentária

- O osso pode ser aumentado, prevenindo assim defeitos periodontais, que podem surgir devido a um osso alveolar fino

- Alarga o âmbito do tratamento da má oclusão, aumentando os limites do movimento dentário

- Melhora a estabilidade pós-ortodôntica

Desvantagens

- Elevada morbilidade associada ao procedimento

- Procedimento invasivo

- Possibilidade de danos em estruturas vitais adjacentes

- Dor pós-operatória, inchaço, possibilidade de infeção, necrose vascular

Baixa aceitação por parte do doente

Procedimentos Minimamente Invasivos

Piezocisão

A reflexão do retalho de espessura total para a corticotomia foi considerada demasiado invasiva. Para superar essa desvantagem, Dibart et al (*2009*) apresentaram um método de corticotomia sem retalho usando piezocirurgia[44] . A cirurgia foi realizada uma semana após a colocação do aparelho ortodôntico, sob anestesia local, segundo a técnica descrita por eles. Foram realizadas incisões verticais gengivais, somente para vestibular, abaixo da papila interdental, na gengiva aderida, com bisturi nº 15 (Figura 9.4). O principal objetivo deste procedimento foi criar uma incisão suficientemente profunda para atravessar o periósteo e entrar em contacto com o osso cortical. Utilizou-se um Piezótomo de inserção BS1 para efetuar os cortes de corticotomia através das incisões feitas até uma profundidade de 3 mm (Figura 9.4). Mais uma vez, se for necessário um reforço ósseo, este pode ser efectuado utilizando um elevador nas áreas que requerem aumento ósseo. O elevador é inserido entre as incisões para criar "túneis" para estabelecer espaço suficiente para aceitar o material de enxerto. Normalmente, não é necessário suturar, exceto se os materiais de enxerto precisarem de ser estabilizados. O paciente é colocado num regime de antibióticos e elixir bucal[45] .

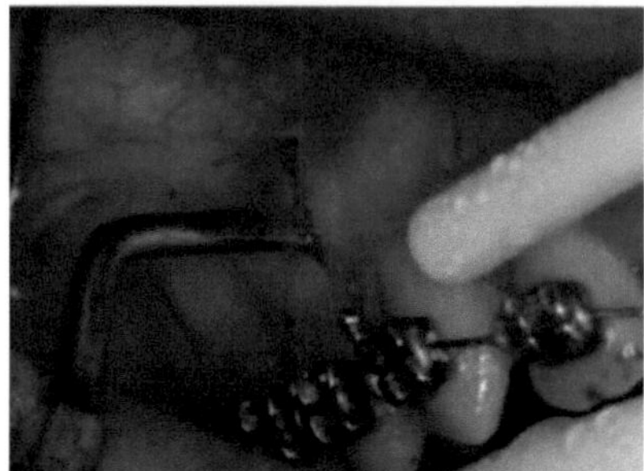

Figura 9.4: Realização de piezocisão com um piezótomo

Vantagens

- Minimamente invasivo

- Melhor aceitação por parte dos doentes

Desvantagens

- Risco de danos nas raízes

Microosteoperfurações (MOPs)

Para conseguir um movimento ortodôntico suficientemente rápido com o mínimo de invasão nos tecidos circundantes do osso, a Propel Orthodontics introduziu um dispositivo chamado "PROPEL". O procedimento envolve a punção do osso para acelerar o movimento dentário. Este processo é designado por Alveocentese. As microosteoperfurações estimulam a expressão de marcadores inflamatórios, levando a um aumento da atividade osteoclástica, aumentando assim a taxa de movimentação dentária. Esta técnica requer um dispositivo estéril descartável pronto a utilizar. O dispositivo possui uma seta indicadora no corpo do condutor e um seletor de profundidade ajustável, que pode ser posicionado a 0 mm, 3 mm, 5 mm e 7 mm de profundidade da ponta, dependendo da área de operação (Figura 9.5). [46]

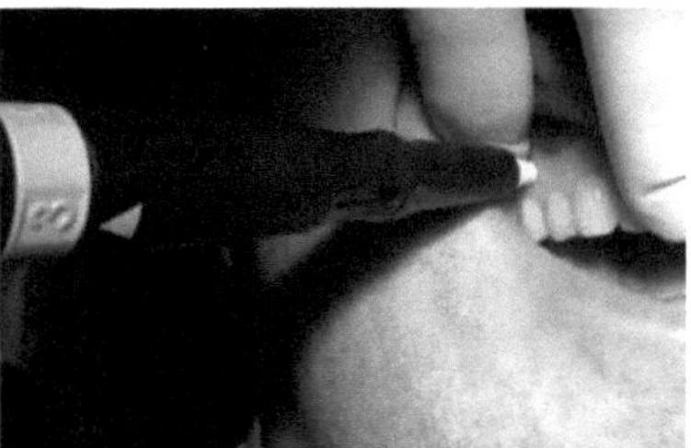

Figura 9.5: Alveocentese com PROPEL

Procedimentos não invasivos

Correntes eléctricas directas, vibração de ressonância, terapia laser de baixo nível, campo magnético estático e campo eletromagnético pulsado têm sido utilizados para acelerar a movimentação dentária. O conceito de utilização de abordagens físicas surgiu da ideia de que a aplicação de força ortodôntica provoca a flexão óssea (teoria da flexão óssea) e o desenvolvimento de potencial bioelétrico. O potencial bioelétrico é criado quando há aplicação de forças descontínuas, o que leva à ideia de tentar forças cíclicas e vibrações.

Vibrações cíclicas

A utilização do método vibratório cíclico envolve a colocação de forças leves e alternadas nos dentes através de radiações mecânicas. A resposta inicial das células ao stress mecânico in vitro surge em 30 minutos. Foram realizados ensaios clínicos por vários investigadores[47-49] na população humana, utilizando dispositivos vibratórios orais, como o AccleDent TM, AcceleDent® e escovas de dentes eléctricas, que se revelaram eficazes no aumento da taxa de movimentação dentária.

O AcceleDent é um dispositivo simples de utilizar, mãos livres, que tem uma boquilha que é inserida à volta do aparelho existente e o ativador é ligado durante 20 minutos todos os dias para gerar pequenas vibrações (Figura 9.6). É um dispositivo portátil que pode ser carregado como qualquer outro dispositivo eletrónico.

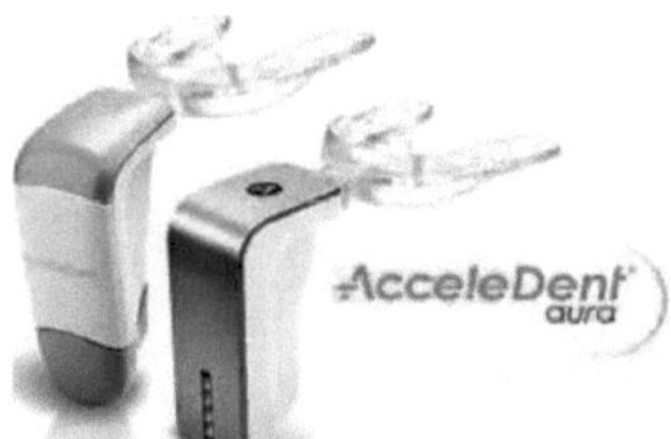

Figura 9.6: Dispositivo AcceleDent

Terapia laser de baixa intensidade

A fotobiomodulação ou terapia laser de baixa intensidade (LLLT) é uma das abordagens mais promissoras atualmente (Figura 9.7). A luz laser estimula a proliferação de osteoclastos, osteoblastos e fibroblastos, afectando assim a remodelação óssea e acelerando a movimentação dentária. O mecanismo envolvido na aceleração do movimento dentário é a produção de ATP e a ativação do citocromo C[50] e melhora a velocidade do movimento dentário através do RANK/RANKL (Recetor activator of nuclear fator Kappa-B/ Recetor activator of nuclear fator Kappa-B ligand) e do fator estimulador de colónias de macrófagos e da expressão do seu recetor.

Estudos realizados por vários pesquisadores[51-55] descobriram que a LLLT tem o potencial de aumentar a taxa de movimentação dentária. Limpanichkul et al[5 2], em seu estudo, não encontraram um resultado significativo com o LLLT e concluíram que o LLLT no nível superficial (25 J/cm^2) era provavelmente muito baixo para expressar um efeito estimulatório ou inibitório na taxa de movimentação dentária ortodôntica. A variação entre os estudos parece resultar de variações na frequência de aplicação do laser, intensidade do laser e método de aplicação de força no

142

dente. Foram realizados seis estudos sobre a LLLT; dentre esses, cinco foram ensaios clínicos randomizados e controlados em humanos[52-56] , enquanto um envolveu um estudo transversal em animais[51] .

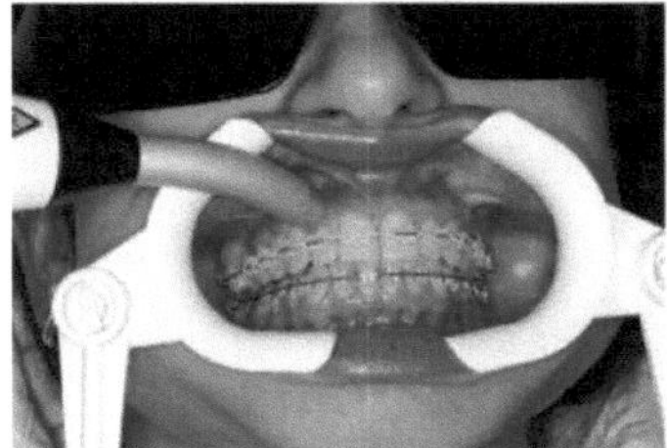

Figura 9.7: LLLT (terapia laser de baixa intensidade)

Drogas

As forças ortodônticas provocam o movimento de fluidos no espaço do ligamento periodontal e a distorção da matriz e das células. Há libertação de moléculas que iniciam a remodelação óssea para a movimentação dentária. Há uma série de pesquisas sobre agentes farmacológicos que actuam como biomoduladores para aumentar o movimento dentário ortodôntico.

Prostaglandinas

As prostaglandinas (PGE) são mediadores inflamatórios lipídicos parácrinos que actuam nas células vizinhas; as PGE aumentam diretamente o número de osteoclastos, o que provoca a reabsorção óssea. Yamasaki et al estudaram o efeito da EGP em modelos animais através da administração local[57] e efectuaram um ensaio clínico em seres humanos[58] e concluíram que a administração local de EGP pode causar uma movimentação dentária ortodôntica segura e eficaz.

Hormona paratiroideia

A homeostase do cálcio e a remodelação óssea no corpo humano são reguladas principalmente pela hormona paratiroideia (PTH). A principal função da PTH é a reabsorção de cálcio do intestino delgado, aumentando assim a concentração sérica de cálcio. Provoca a absorção de iões de cálcio do osso, conduzindo assim à reabsorção óssea. Esse mecanismo é aproveitado na ortodontia acelerada para acelerar a movimentação dentária. Soma et al[59,60] realizaram experiências em ratos e sugeriram que a administração contínua de PTH é aplicável para acelerar a movimentação dentária ortodôntica.

Vitamina D3

A vitamina D tem uma função semelhante à da hormona paratiroide na reabsorção do cálcio. A 1,25 di-hidroxi vitamina D3 é a forma ativa da vitamina D que actua no intestino delgado provocando a reabsorção do cálcio. Tem uma ação semelhante no osso e, por conseguinte, leva à reabsorção óssea. A administração local de vitamina D na PDL provoca um aumento das enzimas LDH (desidrogenase láctica) e CPK (creatina fosfoquinase). Vários estudos experimentais efectuados em ratos por diversos investigadores ,[6162] concluíram que a 1, 25-DHCC é mais eficaz na remodelação do osso durante o movimento dentário ortodôntico.

Relaxina

A relaxina é uma hormona ovárica que pertence à superfamília da insulina. Contribui para o alargamento dos ligamentos púbicos nas mulheres durante o parto. A relaxina estimula a atividade das células ósseas e a renovação do tecido conjuntivo. É sobretudo conhecida pela remodelação dos tecidos moles e não dos ossos. Os resultados de um ensaio clínico aleatório realizado em seres humanos com relaxina humana recombinante não mostraram qualquer diferença significativa entre o grupo de controlo com placebo e o grupo com relaxina no que diz respeito à aceleração do movimento dentário e à recidiva[63] .

Conclusão

A administração de moléculas biológicas exógenas para acelerar a movimentação dentária durante os tratamentos ortodônticos tem sido testada sobretudo em experiências com animais. No entanto, os ensaios clínicos em seres humanos são restritos, uma vez que devem ser administrados sob a forma de injecções locais, o que pode ser desconfortável e doloroso. No entanto, a administração de certas moléculas tem mostrado resultados promissores, por exemplo, a citocina, a PTH e a vitamina D desempenham um papel essencial na remodelação óssea e na movimentação dentária. No que respeita à abordagem física, a LLLT é o método mais promissor; no entanto, são observados resultados contraditórios. Além disso, a maioria destas experiências foi efectuada apenas durante algumas semanas, o que é pouco tempo para se notarem quaisquer efeitos adversos. A abordagem cirúrgica é a mais testada, com previsões conhecidas e resultados duradouros. No entanto, é invasiva e dispendiosa, e os doentes não optam pela cirurgia a não ser que seja a única opção necessária para obter a oclusão correcta. As técnicas de piezocisão e microosteoperfuração são alguns dos métodos mais recentes para acelerar a movimentação dentária, com bons resultados clínicos e são consideradas as menos invasivas na abordagem cirúrgica.

RETENÇÃO E MANUTENÇÃO PÓS-TRATAMENTO

A retenção é outro aspeto crucial e desafiador do tratamento ortodôntico abrangente para pacientes adultos. O diagnóstico adequado dos fatores causais (ortodônticos, periodontais e psicológicos) é essencial para alcançar os objetivos de tratamento mais adequados para cada paciente. Além disso, a adesão do paciente ao regime completo de terapia, especialmente à dentisteria restauradora e à cirurgia ortognática, fornece a estrutura subjacente à terapia ortodôntica que oferece estabilidade.[18]

As alterações pós-tratamento podem ser divididas em duas categorias: a tendência dos dentes para voltarem à sua posição original imediatamente após o tratamento, designada por "recidiva"; e o desenvolvimento contínuo, relacionado com o crescimento em doentes jovens e com o processo de envelhecimento em indivíduos adultos. A manutenção do resultado de um tratamento ortodôntico inclui a prevenção de recidivas a curto prazo e de alterações de desenvolvimento a longo prazo. Embora as alterações esqueléticas relacionadas com a idade não possam ser evitadas, a taxa de mudança pode ser influenciada pela manutenção geral e local da dentição.[22] Observações a longo prazo de indivíduos não tratados demonstraram que as más oclusões de Classe II e Classe III não tratadas tendem a aumentar em gravidade, enquanto as más oclusões de Classe I parecem permanecer mais estáveis.[64]

A manutenção do resultado do tratamento compreende dois aspectos que não podem ser negligenciados: a manutenção biológica e a manutenção mecânica. A retenção mecânica designa geralmente a retenção ortodôntica; a manutenção biológica da saúde dentária e periodontal.

Manutenção biológica

A manutenção biológica é sinónimo de manutenção dos dentes e de um periodonto saudável. Existe uma grande variação na resistência individual à doença periodontal, mas os mesmos factores que levam à destruição do periodonto e que contribuem para o desenvolvimento de uma má oclusão também podem desencadear alterações pós-tratamento. Na maioria dos pacientes, uma consulta de acompanhamento trimestral com um higienista seria suficiente para manter um ambiente oral saudável. As escovas interdentais são muito úteis quando a anatomia e as restaurações podem comprometer a eficiência da escovagem normal. É importante que os pacientes adultos utilizem uma escova de dentes macia, uma vez que a maioria dos pacientes terá cemento exposto, que pode piorar ainda mais com a abrasão da parte exposta devido à escovagem com uma escova de dentes dura.[22]

Retenção mecânica

A contenção mecânica é geralmente utilizada após o tratamento ortodôntico com o objetivo de manter as posições dos dentes e a oclusão. A manutenção mecânica inclui retentores fixos e amovíveis. As contenções fixas incluem fios flexíveis colados, fios rígidos colados, talas rígidas coladas, contenções de compósito roscado e também restaurações protéticas fixas.[22]

Retentores colados

As contenções fixas coladas são utilizadas rotineiramente em pacientes adultos na arcada inferior e, frequentemente, no segmento anterior superior. A base teórica por trás da recomendação do uso de fios flexíveis colados é que esses retentores permitem micro-movimentos dos dentes e, portanto, ajudam a manter as propriedades físicas do periodonto. Pode ser utilizado um fio trançado ou torcido. Na arcada inferior, o fio mais frequentemente se estende de canino a canino ou dos pré-molares nos dois lados (Figura 10.1). Esta última abordagem baseia-se na premissa de que o ponto de contacto entre o pré-molar e o canino pode ser uma área de predileção para a recidiva de uma mordida profunda. Uma alternativa aos fios metálicos é a utilização de compósitos reforçados com fibras, que também têm sido recomendados para pontes temporárias. Uma desvantagem frequentemente mencionada das contenções fixas é a potencial acumulação de placa bacteriana e de cálculo que conduz à cárie e à doença periodontal.

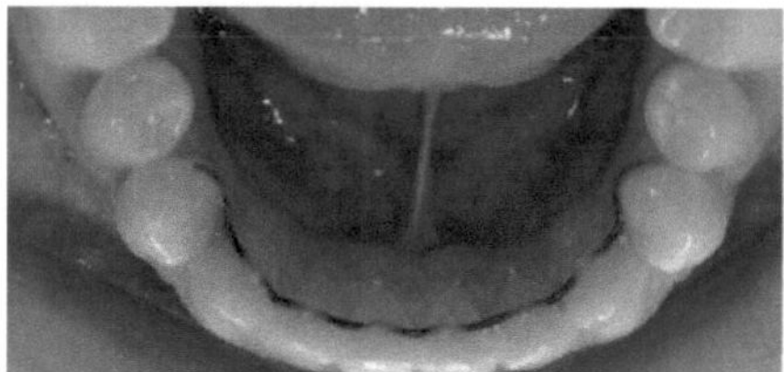

Figura 10.1: Fio de retenção ligado

Retentores/retentores de gesso que fazem parte da reabilitação protética

Em pacientes com suporte periodontal severamente reduzido e, consequentemente, com maior mobilidade dentária, recomenda-se fortemente o uso de uma contenção palatina fundida nos dentes anteriores superiores (Figura 10.2). Em pacientes que necessitam de uma contenção palatina fundida, o ortodontista deve completar o tratamento com um ligeiro overjet para permitir a restauração da superfície palatina. Esse tipo de retentor também pode ser usado quando são necessárias substituições de um único dente, onde o retentor e a restauração protética tornam-se um só.

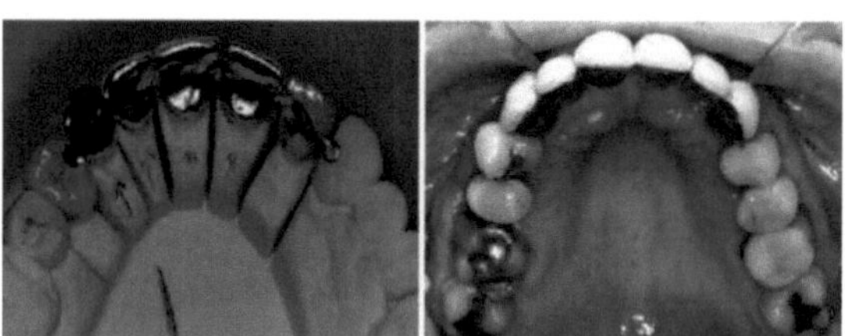

Figura 10.2: Retentor metálico fundido no modelo (esquerda) e fixado intra-oralmente (direita)

148

Nos doentes em que os dentes foram deslocados para criar espaço para a inserção de um implante, é importante estabilizar os dentes com um fio rígido ligado aos dentes de cada lado do espaço aberto. O fio tem de ser deixado no sítio até o implante ser inserido e colocado com uma coroa temporária ou permanente (Figura 10.3).

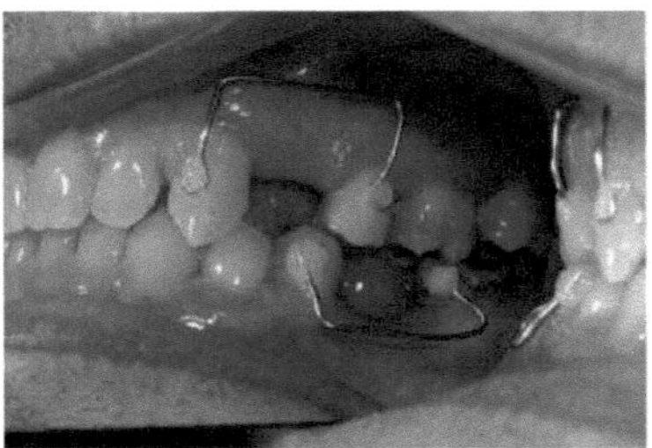

Figura 10.3: Retentor utilizado para manter o espaço para um implante

Retentores amovíveis

Os aparelhos de contenção removíveis são utilizados principalmente para manter os dentes numa posição mútua fixa, para manter a forma da arcada e para prevenir a parafunção.

Retentores transparentes termoplásticos (Essix)

Em pacientes adultos, o primeiro aparelho de contenção pode ser um retentor Essix transparente termoplástico (Figura 10.4). São baratos e podem ser facilmente refeitos durante e no fim do tratamento de reabilitação da dentição deteriorada. Esta tala fina pode ser construída para um contacto oclusal máximo e assim suportar a posição mandibular até ao estabelecimento final das superfícies oclusais. Uma modificação mais espessa dos retentores transparentes pode ser usada para proteger os dentes da sobrecarga que ocorre como resultado da parafunção, que frequentemente ocorre durante o sono, especialmente se a dentição for reduzida. Os dentes em falta também podem ser substituídos na contenção até à colocação de uma prótese dentária definitiva.

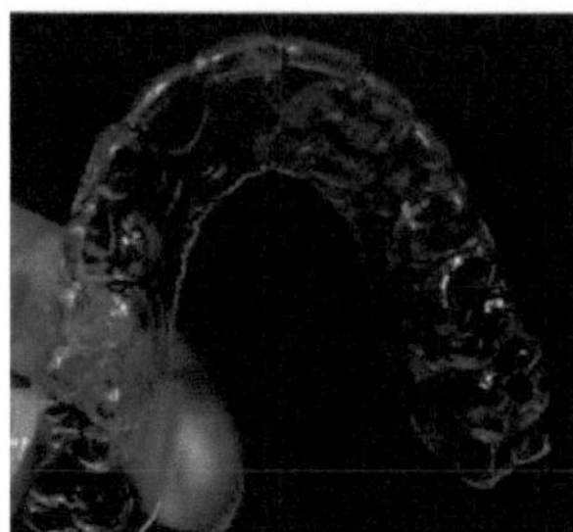

Figura 10.4: Retentor superior do Essix

Tala acrílica totalmente equilibrada ("Pijama dos dentes")

As talas com cobertura oclusal podem ser produzidas com relevo oclusal ou planas com contactos oclusais equilibrados. Uma tala que liberta a mordida reduziria o risco de sintomas musculares causados pela distribuição assimétrica dos contactos oclusais. Uma vantagem adicional da tala totalmente equilibrada é a prevenção da sobrecarga nos casos em que temos uma dentição reduzida ou nos casos de implantes unitários. Melsen[22] recomenda o que ele chama de "pijama dentário" para retenção em pacientes idosos (Figura 10.5). O "pijama dentário" é fabricado com folhas de plástico de 2 mm.

A desvantagem da cobertura oclusal destas talas é o facto de não poder haver assentamento. O assentamento é uma parte importante dos tratamentos, especialmente em pacientes jovens. Em indivíduos adultos, o ajuste oclusal final é menos dependente do assentamento, uma vez que é efectuado principalmente por ajustes de equilíbrio ou de restauração.

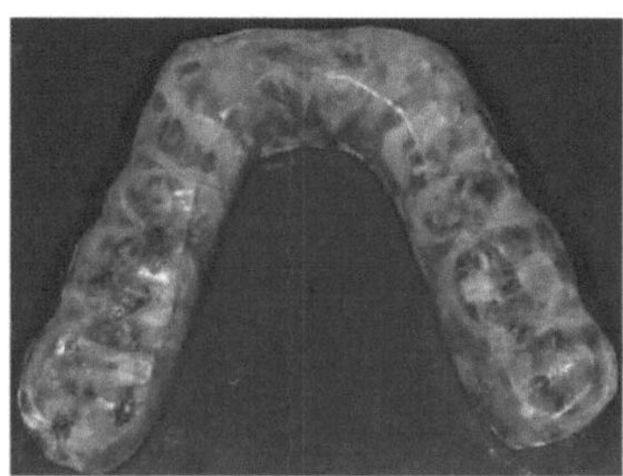

Figura 10.5: Dente 'Pijama'

Retentores de placas e fios

Estes incluem os aparelhos de Hawley e os aparelhos de Hawley modificados. É importante que eles não interfiram com os contactos oclusais, pois isso evitará o "assentamento", que é a principal vantagem das placas sobre os splints. O objetivo do fio labial é manter a posição dos dentes que foram movidos e evitar mudanças na sobremordida pela erupção (Figura 10.6). Nos casos em que os caninos foram movimentados, o fio anterior deve englobar esses dentes. Quando apenas os incisivos foram movimentados, um fio englobando os quatro incisivos é muitas vezes suficiente para manter suas respectivas posições.

O assentamento máximo ocorre quando os pacientes estão usando uma placa de retenção envolvente (Figura 10.7). Este retentor não tem nenhum fio a passar sobre as superfícies oclusais, mas uma condição prévia para o controlo da posição dos dentes individuais é que o fio labial longo e portanto flexível seja coberto com compósito para um contacto máximo com a superfície labial. As contenções de Hawley também podem ser modificadas para substituir dentes em falta até que uma prótese dentária definitiva possa ser colocada (Figura 10.8). Em pacientes que têm uma mordida profunda severa, o retentor pode ser fabricado com um plano de mordida palatal para prevenir o apertamento noturno.

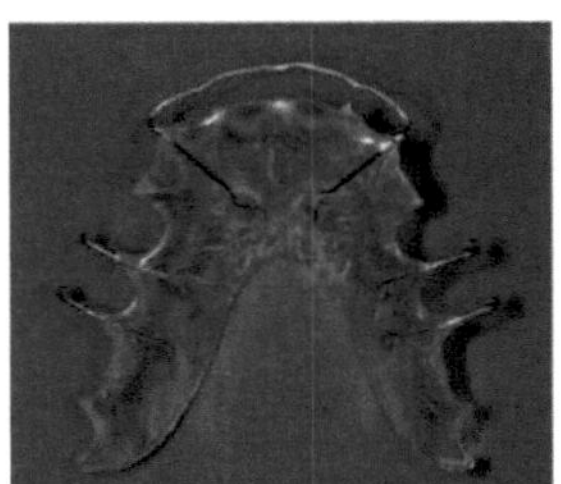

Figura 10.6: Retentor de Hawley

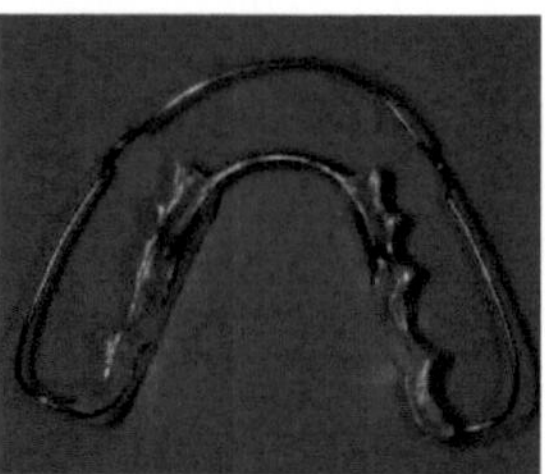

Figura 10.7: Enrolar o retentor

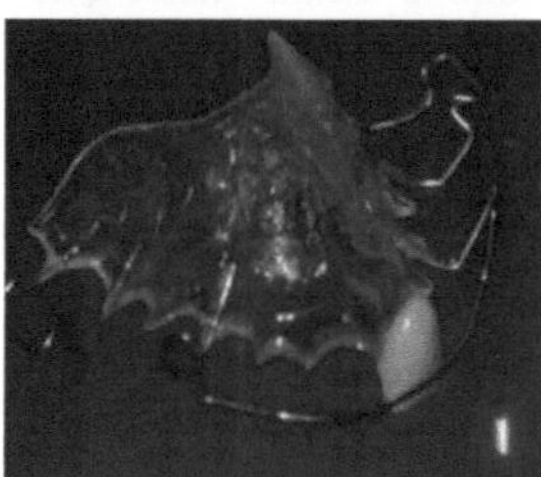

Figura 10.8: Retentor de Hawley com incisivo central

Retenção intermaxilar

Em pacientes que foram submetidos à correção de uma mordida aberta, o principal problema após o tratamento é o ajuste da língua à mordida fechada. No entanto, um aparelho intermaxilar pode evitar a pressão da língua durante a noite. Os aparelhos intermaxilares são de dois tipos: macios e duros.

O aparelho mole pode ser um posicionador ou duas talas moles coladas. O posicionador dentário é um aparelho macio de peça única, que pode ser usado para a finalização do tratamento ortodôntico (Figura 10.9). O aparelho é construído sobre uma configuração pré-determinada e preenche o espaço livre e cobre as coroas clínicas de todos os dentes e cerca de 3 mm da mucosa gengival vestibular e lingual. O posicionador é fabricado em borracha ou plástico macio e os orifícios de respiração podem ser incluídos labialmente para melhorar a tolerância do aparelho durante o uso. O posicionador é utilizado durante as primeiras semanas após a descolagem e pode causar pequenas inclinações e alterações na forma da arcada. Embora possa ser bastante volumoso, é bem tolerado na maioria dos casos; contudo, os pacientes idosos parecem não o tolerar tão bem. No entanto, em doentes com suporte periodontal reduzido, um posicionador pode também ter efeitos adversos na dentição, uma vez que pode exercer pressões anormais nos tecidos periodontais.

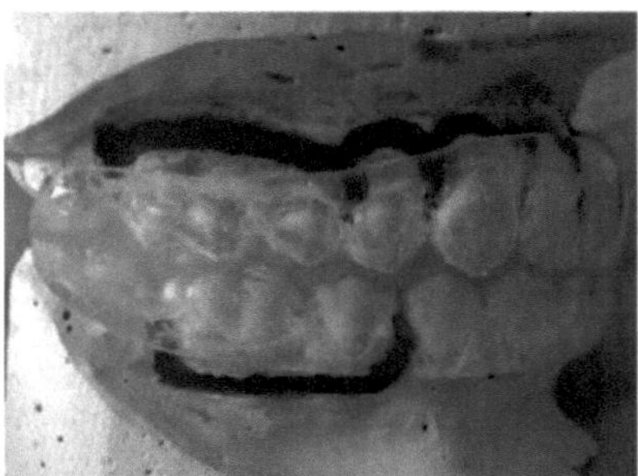
Figura 10.9: Posicionador no modelo

Dois splints Essix conectados podem ser usados como um aparelho intermaxilar alternativo, especialmente em pacientes com tendência a mordida aberta (Figura 10.10). Tal como o posicionador, os dois splints são ligados num articulador com uma distância intermaxilar correspondente ao espaço livre. Os aparelhos intermaxilares têm sido recomendados para uso não apenas após o tratamento de uma mordida aberta, mas também em casos de Classe II e III que foram corrigidos com o uso de elásticos e após o tratamento de mordida cruzada severa, onde a posição mandibular foi influenciada. O Essix duplo também pode ajudar a manter as dimensões sagital e transversal e pode ser modificado para produzir pequenos movimentos dentários, se necessário.

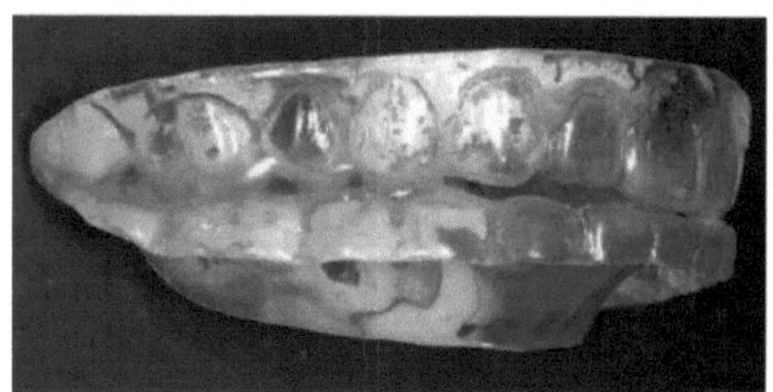

Figura 10.10: Retentor Essix duplo

Retenção cirúrgica periodontal

Após a desratização de um dente rodado, para além da retenção mecânica, a fibrotomia supracrestal circunferencial (CSF) tem sido recomendada para prevenir a recidiva (Figura 10.11).[6] 5 Em casos de adultos jovens com hiperplasia gengival, tanto a fibrotomia como a gengivectomia podem ser realizadas para estética e estabilidade, mas em pacientes adultos com perda óssea marginal, o risco de prolongar a coroa clínica contrapõe-se a este procedimento.

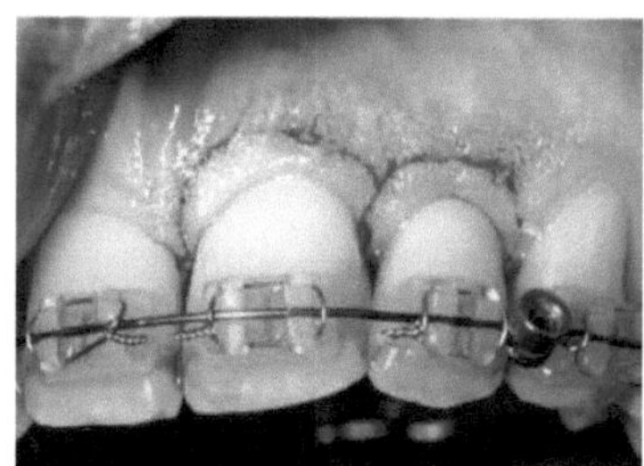

Figura 10.11: Fibrotomia supracrestal circunferencial

Os procedimentos de retenção periodontal podem ser resumidos da seguinte forma:[18]

Procedure	Indications	Time
Fibrotomy	Any significantly rotated teeth, especially maxillary and mandibular anterior teeth(e.g. maxillary lateral incisors in Class II division 2)	Just before debanding after mild (5°-10°) overcorrection Before fixed appliance removal
Gingivectomy/ Gingivoplasty	To enhance alignment and overbite correction where significant vertical changes have been made orthodontically	Before fixed appliance removal
Labiolingual tissue reflection with interproximal sutures	To maintain incisors and canines previously labially or lingually displaced	After root positioning and just before fixed appliance removal

Estabilidade do tratamento de adultos[33]

O tratamento de uma relação de Classe I em pacientes adolescentes nos quais as bases esqueléticas são normais é geralmente satisfatório e frequentemente bastante estável. Infelizmente, estas não são as circunstâncias clínicas apresentadas pela maioria dos pacientes adultos. Frequentemente, os adultos têm problemas esqueléticos de Classe II que são mais apropriadamente tratados com extração apenas na arcada superior; o resultado é terminado com uma relação molar de Classe II que normalmente requer um ajuste oclusal através de trituração selectiva que pode ou não ser feita. A remoção apenas dos primeiros pré-molares superiores cria uma discrepância no tamanho dos dentes, e esta abordagem tem demonstrado ser menos estável do que a extração em ambas as arcadas.

No tratamento de adultos, as armadilhas comuns que levam à instabilidade são as seguintes

1. Tendência para extrair pré-molares em casos limítrofes, e extrair também na arcada inferior, quando a dentição mandibular está mais distalizada.
2. Com problemas de excesso vertical de incompetência labial, extrair apenas os pré-molares superiores
3. Tentativa de fechar espaços de extração excessivos quando o problema deveria ser tratado de forma planeada para o alinhamento dos dentes e utilização de próteses para substituir dentes em vez de tentar fechar espaços

Nos problemas esqueléticos transversais do adulto, as opções de tratamento são: deixar o paciente com mordida cruzada, usar a odontologia restauradora para alterar o contorno dos dentes posteriores e obter uma relação dentária mais normal entre as referências vestibulolinguais ou corrigir o padrão esquelético por meio da expansão palatina assistida cirurgicamente. A camuflagem da deficiência esquelética transversal apenas com a movimentação dos dentes pode causar problemas periodontais, principalmente recessão gengival vestibular e instabilidade do esquema oclusal. Se a correção cirúrgica for realizada, o aparelho expansor deve ter acrílico que cubra o palato. Os aparelhos que são suportados pelos dentes tendem a permitir uma inclinação dentária maior do que a observada nos aparelhos que possuem acrílico sobre o palato. Por isso, os aparelhos *do tipo Hyrax* não são recomendados. Um aparelho mais eficaz é o aparelho *do tipo Haas*.

Os pacientes que exibem um hábito de colocação da língua também podem ser reconhecidos pela sua colocação da língua para a frente durante a fala. A retenção requer uma consideração especial para a estabilidade pós-tratamento. Um aparelho de berço para uso noturno evita que a língua seja colocada entre os dentes anteriores, o que permitiria a erupção dos molares e o retorno da mordida aberta. O aparelho lingual é administrado a todos os pacientes com um problema de postura da língua virada para a frente e deve ser usado indefinidamente. O aparelho tem um arco labial com fechos em forma de anel, e o berço estende-se até à área do segundo molar e à junção mucogengival lingual da mandíbula (Figura 10.12).

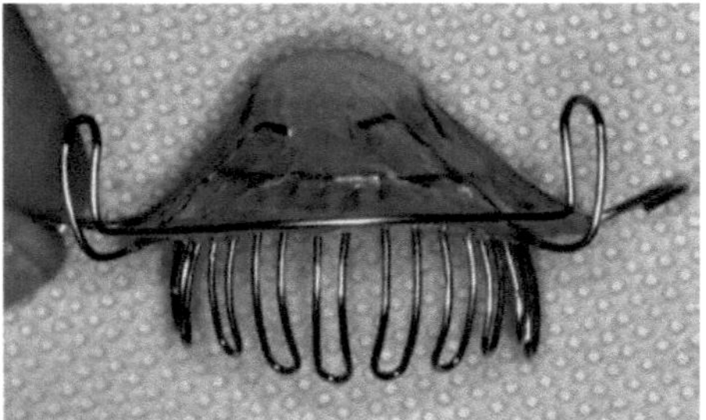

Figura 10.12: Retentor de língua de berço

Para pacientes com Classe II esquelética, pode ser necessário avançar os incisivos inferiores (a compensação é feita na dentição mandibular, não nos incisivos superiores) e colocar material dentário bilateralmente nos segmentos posteriores da mandíbula. Nos casos de Classe III, o ortodontista pode compensar os incisivos superiores pelo padrão esquelético da Classe III, adicionando material dentário nos segmentos posteriores da maxila, bilateralmente, para manter um incisivo superior mais procumbente, sem permitir que os incisivos superiores sejam colocados em trauma permanente ou em fémito, devido ao padrão esquelético da Classe III.

Quando existem discrepâncias no tamanho dos dentes ou quando são extraídos dentes, pode ser necessário remodelar os dentes restantes com material de ligação. É muito mais fácil estabelecer uma oclusão íntima e estabilidade para um paciente que não tenha obturações e restaurações antigas. Os pacientes com coroas antigas que foram esculpidas para uma má oclusão anterior ou com restaurações grandes e amálgamas que precisam de ser remodeladas também necessitam de um ajuste oclusal através de um desgaste seletivo para criar uma oclusão definitiva que coordene a máxima intercuspidação e relação central.

O paciente ortodôntico adulto necessitará de contenção indefinida nos anteriores mandibulares. Além disso, o espaço pré-restaurador ou as áreas de pôntico que são criadas no tratamento requerem retenção indefinida, e a posição da língua para a frente, particularmente em adultos, requer um berço para ser usado à noite por tempo indefinido. Três situações importantes exigem uma contenção indefinida:

1. Pacientes que apresentam espaçamento generalizado, em que as arcadas são grandes e a estrutura dentária não é suficiente para fechar todo o espaço.

2. Em circunstâncias de competência labial, o objetivo deve ser transferir o espaço para os segmentos posteriores e adicionar material dentário nas áreas posteriores para alcançar a integridade da arcada. Com pacientes adultos, o objetivo é manter a dentisteria restauradora nos segmentos posteriores e ter material dentário natural nos anteriores.

3. Com discrepâncias de tamanho dos dentes na área anterior, pode ser necessário corrigir o problema do material dentário onde existe a discrepância de tamanho dos dentes. Se a discrepância for nos dentes anteriores, a colagem e a remodelação do grupo anterior são obrigatórias; se a discrepância for nos dentes posteriores, a solução é avançar os dentes caninos e pré-molares mesialmente, deslocando o espaço para os segmentos posteriores.

Conclusão

A retenção é necessária após o tratamento ortodôntico para evitar a recidiva do resultado oclusal final. A recidiva pode ocorrer como resultado de forças das fibras periodontais à volta dos dentes, que tendem a puxar os dentes de volta para as suas posições anteriores ao tratamento, e também de contactos oclusais desviados, se a oclusão final for inferior à ideal. As alterações da idade, sob a forma de crescimento dentofacial contínuo, bem como as alterações nos tecidos moles circundantes, também podem afetar a estabilidade do resultado ortodôntico. Seguindo os mesmos princípios, o segredo do sucesso da ortodontia no adulto reside nos princípios específicos da histologia e fisiologia do adulto e na inter-relação da articulação, oclusão e músculos, o que ajuda a definir os requisitos de um diagnóstico, mecânica e retenção adequados. A contenção em adultos deve incluir a manutenção da posição dos dentes, a saúde dentária geral e um estado periodontal que pode ser alcançado através da combinação de vários conceitos de contenção: aparelhos de contenção e procedimentos de contenção cirúrgicos e restauradores.

LIMITAÇÕES DO TRATAMENTO ORTODÔNTICO DE ADULTOS

Os adultos que procuram tratamento ortodôntico têm aumentado consideravelmente ao longo dos anos. A falta de potencial de crescimento faz com que os procedimentos de modificação do crescimento não sejam aplicáveis aos adultos e impõe limitações a determinados movimentos dentários. Problemas periorestauradores, extrações múltiplas, outras doenças orais, problemas sistêmicos, envelhecimento dos tecidos, diferentes fatores psicossociais podem ser limitações adicionais que precisam ser consideradas ao formular um plano de tratamento individualizado apropriado. Melsen[22] categorizou estas limitações como estando relacionadas com:

1. **Biologia**

    a. *Situação dentária*

    A qualidade, o número e a distribuição dos dentes são importantes. A qualidade inclui a quantidade de substância dentária natural remanescente e a presença ou ausência de cáries activas e processos patológicos periapicais. O prognóstico de cada dente individual tem de ser tido em consideração antes de se decidir quais os dentes que devem ser envolvidos numa reabilitação oral importante. Por conseguinte, as cáries activas e os processos patológicos periapicais têm de ser tratados antes de se elaborar o plano de tratamento.

    b. *Estado periodontal*

    A ausência de gengivite e periodontite clinicamente activas é crucial para mover um dente sem deterioração adicional do seu suporte periodontal. Embora a qualidade da inserção seja importante, não foi proposto um limite para a perda máxima de inserção para além do qual não pode ser efectuado qualquer tratamento. Para evitar a reação dos tecidos gerada pelo aparelho ortodôntico, a profundidade das bolsas deve ser inferior a 4 mm.

c. *Saúde geral*

A saúde geral é importante para a modelação óssea gerada pelas forças ortodônticas. A supressão do turnover ósseo por medicação pode ser uma contraindicação para um tratamento ortodôntico. A imunossupressão induzida por medicamentos é utilizada em relação ao transplante de rim, coração ou, mais frequentemente, de córnea, como parte do tratamento de alergias e, finalmente, e talvez o mais importante no contexto ortodôntico, no tratamento da osteoporose com bifosfonatos. As doenças que constituem um risco acrescido de doenças periodontais progressivas também impedem a ortodontia; uma alternativa pode ser utilizar apenas o movimento dentário mínimo necessário para uma possível solução protética.

2. Configuração

A limitação em relação à configuração refere-se à dificuldade em gerar os sistemas de força correctos sem efeitos secundários indesejáveis. Isto depende não só da posição mútua dos dentes dentro das arcadas individuais, mas também da distribuição dos dentes com contacto oclusal.

a. *Técnica ortodôntica*

O tratamento de pacientes adultos jovens com dentições completas e bons contactos oclusais pode frequentemente ser realizado com arcadas contínuas. Em dentições deterioradas de pacientes adultos mais velhos, o objetivo do tratamento é caracterizado por um movimento bem definido de dentes individuais ou grupos de dentes, o que raramente pode ser alcançado com o tratamento de arcada contínua, razão pela qual as competências técnicas de cada ortodontista determinarão a possibilidade ou limitação do tratamento ortodôntico.

b. Anchorage

Outra limitação relacionada com a configuração tem sido a falta de ancoragem suficiente. Esta limitação foi consideravelmente reduzida com a introdução da ancoragem esquelética. Existem, no entanto, outras limitações ainda presentes em relação à ancoragem. Estas podem estar relacionadas com o tipo de ancoragem esquelética e com a forma como é manipulada pelo dentista e pelo doente.

Um doente adulto requer uma abordagem de tratamento diferente da dos adolescentes devido aos seguintes factores limitantes:[66]

Considerações psicossociais

Os pacientes adultos têm grandes expectativas e desejos de tratamento. Além disso, hesitam em aceitar os aparelhos ortodônticos que são visíveis. Os pacientes que exigem alinhadores transparentes, brackets estéticos e aparelhos linguais são normalmente pacientes adultos que hesitam em aceitar a visibilidade dos aparelhos fixos, principalmente por razões sociais. No entanto, verificou-se que as expectativas dos pacientes adultos são normalmente elevadas e que as limitações do tratamento ortodôntico devem ser explicadas no início do tratamento, a fim de se chegar a objectivos de tratamento realistas.[67]

Ausência de crescimento

Os aparelhos para alterações do crescimento não podem ser utilizados no tratamento de pacientes adultos ou em fase de crescimento, uma vez que o crescimento já está completo e a margem para a manipulação do crescimento é limitada. Por conseguinte, as modalidades de tratamento estão limitadas a correcções dentoalveolares, tratamento de camuflagem ou correcções cirúrgicas. A correção da sobremordida deve ser efectuada através da intrusão dos dentes anteriores e não através da extrusão dos dentes posteriores, uma vez que estes últimos irão invadir o espaço livre devido à falta de crescimento vertical, o que provoca tensão nos músculos da ATM e resulta num movimento para baixo e para trás da mandíbula, que tende a recair devido à instabilidade.[30]

No entanto, alguns efeitos ortopédicos foram evidenciados clinicamente, mesmo em pacientes adultos, com o uso de aparelhos Herbst e/ou postura para frente. Pequenas discrepâncias esqueléticas em adultos jovens podem ser corrigidas com o tratamento com o aparelho Herbst. As alterações condilares e a modelação da fossa glenoide após o tratamento com Herbst foram demonstradas em primatas não humanos jovens e adultos. O tratamento Herbst pode ser uma possível alternativa à cirurgia ortognática em casos de Classe II esquelética limítrofe em adultos. A capacidade de modelação da ATM, mesmo em indivíduos adultos, é confirmada pelos resultados clínicos bem sucedidos da terapia de postura para a frente. A postura mandibular para frente pode ser considerada uma alternativa à cirurgia em pacientes que recusam a cirurgia. A coordenação das arcadas de modo a que estas se encaixem quando a mandíbula é posicionada para a frente resultou numa mordida dupla no início mas, no seguimento de 5 anos, a mandíbula do doente já não podia ser forçada a voltar à posição de contacto retruída. No entanto, as reacções precisas dos tecidos nos côndilos e nas fossas articulares ainda estão por esclarecer.[22]

Considerações perio-restauradoras

Nos adolescentes, existe normalmente uma destruição ligeira dos tecidos periodontais, localizada em determinados dentes, mas a perda de suporte periodontal aumenta com a idade. Além disso, a extração de dentes posteriores não deve ser feita, uma vez que provoca a supra-erupção do dente oposto, o que perturba a oclusão. Esta situação aumenta o risco de problemas periodontais e o doente pode também perder a capacidade de mastigação.[22] A doença periodontal é altamente prevalente em doentes com diabetes mellitus e existe uma inter-relação entre as duas, com um controlo glicémico deficiente em doentes diabéticos com doença periodontal e destruição dos tecidos periodontais em doentes diabéticos.[68] A inflamação periodontal pode causar a rutura das fibras periodontais e do osso alveolar, o que pode perturbar o equilíbrio dentário, provocando a rotação, a inclinação ou a deslocação dos dentes.[69]

Os pacientes adultos têm dentes muito restaurados ou tratados endodonticamente, incluindo a colocação de coroas de porcelana ou metálicas, obturações de amálgama que colocam dificuldades durante a colocação do aparelho ortodôntico.[70] Por isso, a colagem deve ser tida em consideração. Todas as restaurações devem ser polidas para diminuir a acumulação de placa bacteriana. Devem ser utilizados fios de ligadura de aço inoxidável em vez de módulos de elastómero, por serem menos retentivos à placa bacteriana. Em alternativa, os brackets autoligáveis podem ser utilizados nestas situações, uma vez que foram concebidos para serem discretos, fáceis de limpar e confortáveis, sem a utilização de ligaduras elásticas ou módulos que acumulam mais placa bacteriana.

Controlo de ancoragem

Os efeitos secundários indesejados da perda de ancoragem são frequentemente observados e a ancoragem inadequada é um importante fator limitador do tratamento ortodôntico. O fraco controlo da ancoragem pode dever-se a um mau estado peri-restaurador ou à falta de dentes. A estabilidade inicial é essencial para manter a ancoragem, mas os problemas associados à saúde oral nos adultos, como o comprometimento do periodonto, a perda de osso ou a redução da densidade óssea, ou os problemas associados a alterações sistémicas do metabolismo ósseo, que podem dever-se a uma doença ou a qualquer medicação, comprometem o controlo da ancoragem, limitando assim o tratamento ortodôntico nos adultos. Os dispositivos de ancoragem extra-orais, como os aparelhos extrabucais, têm sido usados frequentemente no tratamento de crianças; no entanto, a ancoragem extra-oral não é de uso prático em pacientes adultos.[22]

Encerramento dos espaços de extração

Os adultos apresentam normalmente perda de dentes permanentes (principalmente o primeiro molar) com o espaço de extração remanescente. Os adultos têm, na sua maioria, uma menor aposição óssea com uma altura óssea vertical reduzida nas áreas dos locais de extração e estes locais tendem a estreitar-se bucolingualmente. Assim, o encerramento destes locais representa um desafio para os ortodontistas e requer a remodelação do osso cortical, que responde mais lentamente do que o osso esponjoso.[66]

O encerramento de espaços pode ser difícil na região posterior do maxilar com seio baixo, uma vez que o movimento dentário através do seio baixo é restrito. O tratamento ortodôntico é prolongado e requer um grande controlo da mecânica com dentes em falta ou extraídos. Além disso, as más oclusões em adultos podem ser complicadas devido à migração de dentes adjacentes para os antigos locais de extração, pelo que os resultados funcionais e estéticos podem ser alcançados com a combinação de ortodontia, cirurgia e reabilitação protética. Para além dos locais de extração antigos, o encerramento de espaços em locais recentemente extraídos tem resultados mais previsíveis.[71]

Distúrbios temporomandibulares

As DTM são comuns nas pessoas, independentemente de se efetuar ou não um tratamento ortodôntico. Não existem provas que sustentem a teoria de que o tratamento ortodôntico cause DTM ou a cure, uma vez que a causa das DTM é geralmente aceite como sendo multifatorial. De acordo com McNamara,[72] com o aumento da idade, os sinais e sintomas de DTM aumentam, portanto as DTMs que surgem durante a terapia ortodôntica podem não estar relacionadas com o tratamento em curso. Como existe um maior risco de desenvolver DTM no paciente adulto, mesmo que possa ou não estar relacionado com o tratamento ortodôntico, os adultos podem procurar tratamento ortodôntico devido a DTM. Por conseguinte, é necessário efetuar um exame minucioso para detetar os sinais de DTM nos adultos e explicar que o distúrbio que se está a desenvolver pode não estar associado ao tratamento ortodôntico.

Mudanças de idade de grau variável

O movimento dentário ortodôntico como resultado da modelação e remodelação óssea depende muito das alterações do esqueleto relacionadas com a idade. O osso cortical torna-se mais denso, enquanto o osso esponjoso diminui com a idade e a estrutura do osso muda de uma aparência de favo de mel para uma rede de rendas. Além disso, os canais de Haversian aumentam de tamanho, tornando o osso poroso.[66] Ao nível da PDL, a renovação do colagénio e as actividades proliferativas das células semelhantes a fibroblastos diminuem com a idade. Além disso, o rácio entre a substância triturada e o colagénio, bem como a população celular (fibroblastos, osteoblastos e cementoblastos) aumenta com a idade. Também a extensão relativa da superfície óssea coberta por osteoblastos "activos" parece ser menor e o número de osteoclastos parece ser menor em doentes adultos do que em doentes jovens. Como consequência, tem-se observado que a reação inicial dos tecidos ao sistema de forças ortodônticas é mais tardia.[22]

A deslocação apical do nível ósseo marginal é um fator local que influencia os antecedentes biológicos do movimento dentário em adultos. A perda óssea marginal relacionada com a idade pode ser agravada no caso de alterações patológicas no metabolismo ósseo e/ou na doença periodontal progressiva. As forças utilizadas em adultos devem ser menores do que em crianças, especialmente no início da movimentação dentária, uma vez que o conjunto de células disponíveis para iniciar a cascata de eventos biológicos é menor.[22]

Tempo de tratamento

O início da movimentação dentária demora mais tempo nos adultos do que nos doentes em crescimento. A remodelação óssea que acompanha o movimento dentário é lenta nos adultos, causando uma diminuição do movimento dos dentes. A ativação do aparelho nos adultos é feita principalmente em 3-6 semanas do que nos adolescentes, em que a ativação é feita em 2-4 semanas. O aumento do tempo de tratamento também está associado a efeitos iatrogénicos, como a reabsorção radicular, lesões de manchas brancas e inflamação gengival, que estão interligados com os aparelhos ortodônticos.[73]

Sugere-se que a resposta tardia ao estímulo mecânico seja causada por uma fonte insuficiente de pré-osteoblastos, em resultado da diminuição da vascularização com o aumento da idade. A duração do tratamento ortodôntico em adultos depende principalmente da adesão do paciente. A duração total do tratamento pode demorar um pouco mais ou pode ser igual em doentes que não estão em crescimento, se os doentes cooperarem adequadamente com os ortodontistas, o que compensa o movimento dentário mais lento inicialmente durante a reação dos tecidos.[74]

O tratamento ortodôntico deve ser acompanhado durante pelo menos cinco anos, para que a estabilidade a longo prazo dos resultados possa ser considerada em relação ao envelhecimento, estado periodontal, cáries, duração da terapia, custos investidos, esforços e restaurações dentárias.[75]

Vulnerabilidade à reabsorção radicular

Os adultos são mais vulneráveis à reabsorção radicular com a aplicação de força ortodôntica, uma vez que o cemento é mais largo, a PDL é mais fina e as actividades vasculares e proliferativas são reduzidas. Isso é mais comumente observado durante a intrusão de dentes anteriores e posteriores. A intrusão com torque lingual da raiz é um fator de risco para a reabsorção radicular, enquanto a retração distal do corpo, a extrusão e a inclinação lingual da coroa não têm qualquer efeito percetível. Também ocorre mais reabsorção radicular com movimentos de sacudidela e com o uso de elásticos intermaxilares.[22]

O tipo de aparelho utilizado para um tratamento também influencia o risco de reabsorção radicular. Os aparelhos fixos são mais prejudiciais do que os aparelhos amovíveis. Também o nível de força aplicado tem influência, uma vez que as forças que excedem a pressão sanguínea capilar ideal causam isquemia periodontal, que pode levar à reabsorção radicular. As forças elevadas geram uma reabsorção 3,31 vezes maior do que as forças ligeiras. O regime de forças e a duração do tratamento têm uma maior influência na reabsorção radicular do que a magnitude da força. As forças contínuas são mais prejudiciais do que a força intermitente e os fios superelásticos resultam numa maior reabsorção do que o aço inoxidável.[22]

É obrigatório efetuar radiografias IOPA periódicas para avaliar os sinais de reabsorção radicular. Caso seja detectada reabsorção, as forças activas devem ser retiradas durante 7-8 semanas e o tratamento pode ser continuado após a cessação da reabsorção radicular.[76]

Estabilidade e recaída

As alterações biológicas ocorrem continuamente ao longo da vida. Mas as alterações que ocorrem após a terapia ortodôntica são uma combinação da tendência para o regresso à situação anterior ao tratamento, que ocorre principalmente no período inicial pós-tratamento, e do desenvolvimento relacionado com a idade ao longo da vida.[22] É importante alcançar uma condição periodontal e funcional adequada antes de finalizar o tratamento. Os dentes podem ser esplintados e é normalmente necessária uma contenção permanente para evitar a migração espontânea dos dentes para o espaço da extração ou para o espaço do dente em falta. As contenções tradicionais podem não ser indicadas em caso de perda óssea periodontal grave ou de dentes móveis. Isto deve-se principalmente ao facto de a perda óssea marginal poder ter deslocado o centro de resistência dos dentes mais apicalmente, levando à ausência de equilíbrio entre as forças e a resistência.[21]

Os adultos apresentam maiores tendências de recidiva em comparação com os adolescentes, quer devido à tendência dos dentes para voltarem à sua posição original, quer devido ao processo de envelhecimento que é contínuo ao longo da vida, exigindo uma retenção permanente na maioria dos casos, como é o caso dos pacientes periodontalmente comprometidos.[18],[30]

AVANÇOS NO TRATAMENTO ORTODÔNTICO DE ADULTOS

Nos últimos anos, registaram-se vários avanços que tiveram um impacto significativo no tratamento ortodôntico dos adultos. A introdução de ferramentas digitais tridimensionais de planeamento do tratamento, a aplicação de dispositivos de ancoragem esquelética e, mais importante ainda, os avanços nas técnicas de tratamento invisíveis, como os tratamentos com alinhadores e a ortodontia lingual, tornaram o tratamento ortodôntico de adultos muito mais simplificado e acessível. Uma variedade de novas ferramentas de planeamento 3D pode agora ajudar os clínicos tanto no planeamento interdisciplinar como na explicação dos requisitos do tratamento aos pacientes. As configurações de diagnóstico digital são inestimáveis na previsão dos resultados do tratamento e na comunicação aos doentes da necessidade de efetuar restaurações após a ortodontia, por exemplo, na presença de desgaste extenso. Isto não só permite ao doente compreender o tratamento, como também lhe permite fazer um orçamento adequado para o mesmo. As configurações digitais também permitem ao ortodontista avaliar o tipo de movimento dentário necessário para alcançar os resultados desejados e, por conseguinte, permite-lhe selecionar adequadamente entre aparelhos linguais fixos e/ou tratamentos com alinhadores. Também permite avaliar se serão necessários dispositivos de ancoragem temporários (DAT) adicionais.[77]

Avanços na estética do tratamento

Braquetes estéticos[78]

Os brackets transparentes estão disponíveis desde o início da década de 1970, sendo originalmente feitos de acrílico e mais tarde de policarbonato, com a introdução de brackets cerâmicos na década de 1980. Os brackets de cerâmica são atualmente o padrão de ouro em brackets estéticos no que diz respeito à aparência e ao desempenho. Isto deve-se ao facto de os brackets de policarbonato sofrerem de falta de resistência e rigidez, resultando em maiores perdas de binário.

Os brackets de cerâmica são fabricados a partir de alumina monocristalina ou policristalina. A diferença mais óbvia entre os suportes monocristalinos e policristalinos é a claridade ótica superior da cerâmica monocristalina. Os suportes monocristalinos são moídos a partir de cristais únicos de safira, enquanto os suportes policristalinos são fabricados por fusão térmica de partículas, o que os torna relativamente baratos e fáceis de produzir em massa.

Os brackets cerâmicos têm vários problemas, incluindo uma maior resistência à fricção, uma elevada força de ligação com risco de fratura do esmalte, maior quebra do bracket e desgaste do dente oposto se estiver em contacto. Estas deficiências foram ultrapassadas com a introdução de ranhuras de fio revestidas a metal ou sílica para reduzir a fricção. A questão da maior resistência de ligação foi resolvida com a mudança para bases mecanicamente retentivas em vez da utilização de ligação química com agentes de acoplamento de silano. Como resultado, os braquetes cerâmicos modernos têm resistências de ligação mecânicas comparáveis às dos braquetes de aço inoxidável, reduzindo o risco de fratura do esmalte na descolagem.

A fratura dos braquetes cerâmicos ocorre devido a defeitos e irregularidades na superfície resultantes do fabrico e da baixa resistência à fratura da cerâmica. A melhoria das técnicas de fabrico de brackets levou a brackets mais lisos com menos defeitos e, consequentemente, a uma redução da taxa de fratura. Os brackets de cerâmica são significativamente mais duros do que o esmalte e, por isso, podem causar danos extensos aos dentes opostos se estiverem em contacto. O risco de desgaste do esmalte pode ser ultrapassado através da utilização de brackets de policarbonato ou de metal na arcada inferior, se a sobremordida for uma preocupação, uma vez que os dentes inferiores não são frequentemente vistos, o que é geralmente aceite pelos pacientes adultos.

Ortodontia Lingual

A ortodontia lingual foi desenvolvida na década de 1970 por Kurz e Fujita e utiliza brackets ortodônticos fixados nas superfícies linguais dos dentes, produzindo assim uma estética quase perfeita, uma vez que muito pouco do aparelho é visível. Os aparelhos são fixados aos dentes através de uma técnica de ligação indireta que envolve a colocação inicial dos brackets num modelo do paciente na posição correcta. É produzida uma tala de sucção que depois transfere os brackets para os dentes do paciente na posição correcta em massa.[78]

As vantagens óbvias da ortodontia lingual são:

- Estética, uma vez que o aparelho fica oculto.
- Melhor abertura da mordida.
- Controlo de ancoragem.

As principais desvantagens associadas à ortodontia lingual incluem:

- Dificuldades na colocação e ajuste dos brackets.
- Interbraço curto que reduz a flexibilidade na deslocação dos dentes.
- A fala é frequentemente afetada.
- Problemas associados à limpeza e manutenção da higiene oral.
- Desconforto na língua e nos tecidos moles.

A popularidade da ortodontia lingual diminuiu um pouco na década de 1990 devido a muitas razões, sendo as principais citadas a dificuldade técnica e o desconforto do paciente. No entanto, a técnica permaneceu popular no Japão e na Europa e, na última década, houve um rápido ressurgimento mundial do uso de aparelhos linguais. Isso se deve principalmente à introdução de uma nova geração de aparelhos linguais personalizados que superaram muitas das limitações das gerações anteriores, melhorando drasticamente o conforto do paciente e proporcionando precisão, previsibilidade e versatilidade equivalentes às dos aparelhos labiais. Um exemplo é o sistema Incognito® (3M-Unitek, Monrovia), no qual os técnicos de laboratório fabricam um modelo digital de configuração de acordo com a prescrição do ortodontista (Figura 12.1). Os braquetes e fios são personalizados em CAD/CAM num modelo digital da configuração final do paciente, antes do início do tratamento.[77]

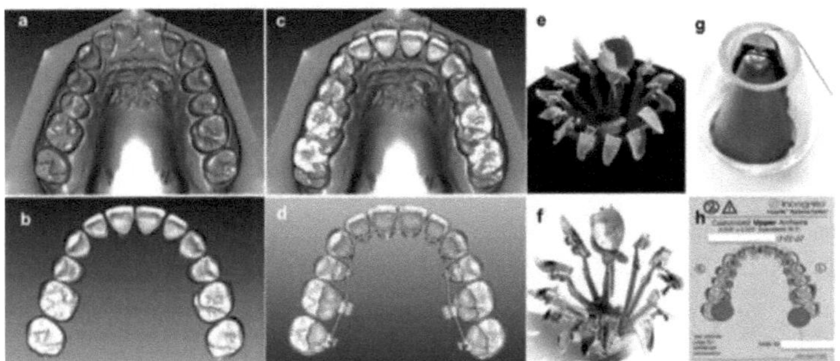

Figura 12.1: Sistema Incognito® a) modelo digital de má oclusão, b) modelo de configuração baseado na prescrição do ortodontista, c) modelo de configuração e modelo de má oclusão sobrepostos d) brackets virtuais desenhados e) brackets impressos, f) brackets fundidos em ouro, g) robot de dobragem de fios a fabricar os fios personalizados, h) fio personalizado individual para o paciente.

Estes modelos são utilizados como modelo para conceber brackets e fios virtuais. Os brackets virtuais são depois impressos em cera através de uma impressora 3D topo de gama e depois fundidos numa liga de ouro duro. Os fios da arcada são depois moldados à medida por um robot de dobragem de fios. Ao fornecer um aparelho fundido que é feito para imitar a anatomia individual das superfícies linguais do paciente, o perfil dos aparelhos é muito reduzido e os fios dobrados roboticamente asseguram a expressão exacta da prescrição (Figura 12.2). Isso tornou o aparelho muito mais confortável e preciso, como demonstrado em um estudo recente.[79] Além disso, os aparelhos linguais agora podem ser usados em combinação com DATs, aparelhos funcionais e cirurgia ortognática, tornando-os tão versáteis quanto os aparelhos fixos labiais.[80],[81]

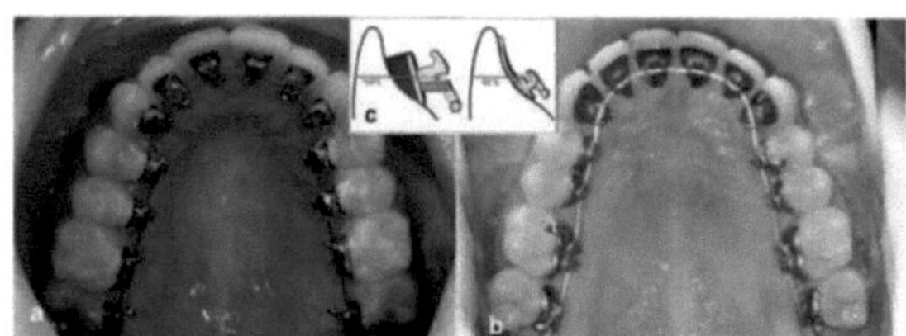

Figura 12.2: Comparação entre (a) braquete lingual convencional e (b) aparelho personalizado Incognito® fundido (é 35% mais pequeno em termos de perfil e, por conseguinte, menos intrusivo para a língua)

Terapia com alinhadores transparentes (CAT)

O tratamento com alinhadores é a opção mais utilizada no tratamento de adultos, sendo o Invisalign o sistema líder neste domínio.[82] O conceito de utilização de alinhadores de plástico transparente foi descrito pela primeira vez por Sheridan et al. no final da década de 1980 e na década de 1990, que relataram a técnica de redução interproximal dos dentes (IPR) e de alinhamento utilizando retentores Essix.[78] Os alinhadores, com um design semelhante aos aparelhos Essix standard ou às moldeiras de branqueamento, são fabricados em plástico transparente que se adapta a todas as superfícies dos dentes. Os alinhadores são usados o mais próximo possível de 24 horas por dia e são mudados (avançados) numa base de duas semanas. Cada alinhador é produzido para mover os dentes cerca de 0,25-0,3 mm.

Invisalign® é uma técnica ortodôntica que utiliza uma sucessão de alinhadores de plástico transparente para posicionar os dentes. O Invisalign, introduzido pela Align Technology em 1997, destinava-se inicialmente a pacientes adultos. O sistema permite que as configurações laboratoriais digitais sejam preparadas por técnicos de laboratório e, em seguida, os ortodontistas podem rever a configuração através do software ClinCheck® e efetuar quaisquer alterações necessárias. Em seguida, uma série de alinhadores plásticos é fabricada para mover sequencialmente os dentes para a posição desejada ao longo do tratamento (Figura 12.3).[77]

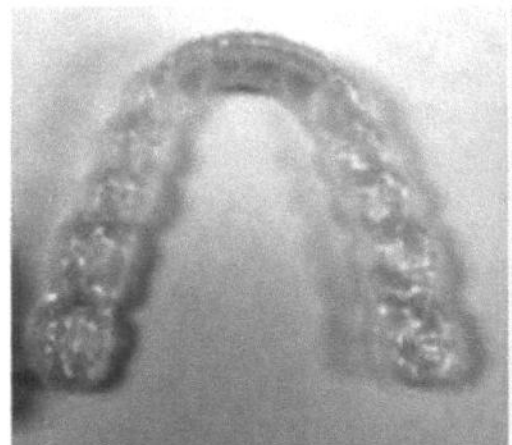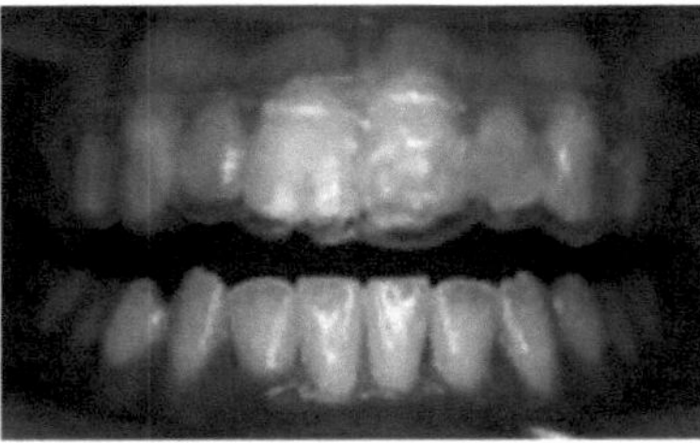

Figura 12.3: Alinhador Clearer fabricado (esquerda) e alinhador Clearer no sítio (direita)

Os casos adequados para tratamento com Invisalign® incluem:[83]

- Apinhamento ligeiro e problemas de alinhamento (1 -5 mm)
- Espaçamento (1-5 mm)
- Problemas de sobremordida profunda (Classe II Divisão 2) em que a sobremordida pode ser reduzida através da intrusão e avanço dos incisivos
- Arcos estreitos que podem ser alargados sem inclinar demasiado os dentes

Os casos não apropriados para tratamento com Invisalign® incluem:[83]

- Aglomeração e espaçamento superior a 5 mm
- Discrepâncias antero-posteriores superiores a 2 mm
- Dentes com rotação grave superior a 20°
- Correção da mordida aberta
- Dentes com inclinação severa superior a 45°
- Dentes com coroas clínicas curtas

Um dos principais pontos fortes do aparelho Invisalign® é a capacidade de isolar determinados dentes em tratamento e reduzir a taxa de movimentação dentária desses dentes através do software ClinCheck®. Isto é particularmente vantajoso quando se trata de dentes periodontalmente comprometidos, uma vez que a taxa de movimentação dentária pode ser reduzida em certos dentes afectados em detrimento de outros. A natureza removível do aparelho também permite uma melhor gestão da higiene durante o tratamento ativo. Além disso, o desconforto oral associado ao aparelho Invisalign® é o menos relatado quando comparado com os tratamentos com aparelhos fixos, o que pode ser uma grande vantagem para muitos pacientes, especialmente aqueles com más oclusões menos extensas. Também é importante considerar a combinação dos vários sistemas para adaptar o tratamento a más oclusões de vários graus. Por exemplo, uma arcada pode ser tratada com aparelhos linguais enquanto a outra arcada pode ser tratada com alinhadores, dependendo da complexidade do movimento dentário necessário.[77]

O Invisalign® é um aparelho amovível e, por isso, os resultados podem ser altamente dependentes da colaboração do paciente. A natureza removível do aparelho também faz com que certos movimentos dentários sejam menos previsíveis e, embora tenha sido relatado um tratamento de extração bem sucedido com alinhadores, o controlo da posição da raiz, especialmente quando grandes espaços de extração estão a ser fechados, continua a ser um ponto fraco do aparelho. Os aparelhos fixos linguais serão certamente mais adequados para um controlo preciso nestes casos. Outra limitação é a impossibilidade de restaurar os dentes durante o tratamento ativo, uma vez que as alterações na anatomia do dente farão com que os alinhadores subsequentes não se adaptem. Nestes casos, os aparelhos linguais são preferidos, uma vez que a restauração anterior pode ser iniciada enquanto a oclusão posterior está a ser detalhada, permitindo aos pacientes desfrutar de uma aparência mais estética numa fase inicial do tratamento. Além disso, os alinhadores Invisalign® ainda cobrem a superfície vestibular dos dentes, pelo que podem ser considerados um aparelho semi invisível, especialmente com a adição de acessórios para melhorar o controlo dentário. Isto pode não satisfazer as exigências estéticas de alguns pacientes adultos.[77]

Avanços na mecânica do tratamento

Braquetes autoligáveis

Os braquetes autoligáveis não são um conceito novo em ortodontia, com o acessório Russel Lock edgewise descrito por Stolzenberg em 1935.[78] Até recentemente, eles representavam uma pequena percentagem do uso de braquetes no mundo, mas com os recentes avanços no design, eles se tornaram muito mais robustos e fáceis de usar. Os brackets autoligáveis fixam o fio ao bracket através de uma porta deslizante. Isto contrasta com os braquetes edgewise standard em que a ligação do fio é feita com ligaduras elastoméricas ou de aço. Estes métodos de ligadura convencionais têm vários problemas inerentes que incluem a incapacidade de proporcionar ou manter o encaixe total do fio, a elevada fricção elastomérica, a diminuição da força com o tempo para os elastómeros, o aumento do tempo de cadeira para a ligadura do fio e a acumulação de placa nos módulos elastoméricos.[84-87]

Os braquetes autoligáveis dividem-se em duas categorias, os que têm um clip ativo, como o System R da GAC, ou uma porta deslizante passiva, como se vê no braquete Damon da Ormco (Figura 12.4). A diferença fundamental é que o clip ativo exerce uma força sobre o fio que teoricamente aumenta o alcance da ação labio-lingual e, portanto, aumenta o alinhamento e o torque em fios de menor dimensão em relação a um clip passivo. A desvantagem é um aumento na fricção em sistemas com um clip ativo.[88]

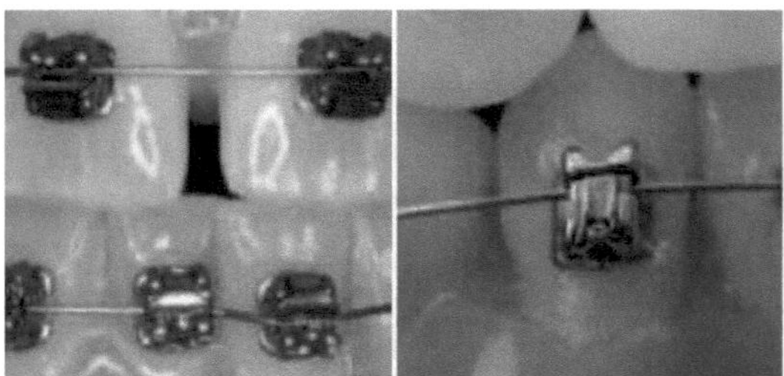

Figura 12.4: Suportes de auto-ligação System R (esquerda) e Damon Mx (direita)

Qualquer que seja o sistema utilizado, os braquetes autoligáveis oferecem inúmeras vantagens sobre os braquetes convencionais, que incluem o encaixe seguro de todo o fio, baixa fricção braquete-fio, menor assistência na cadeira e remoção e ligadura mais rápidas do arquivo.[89] O principal benefício dos braquetes autoligáveis para o paciente adulto é a redução das propriedades de fricção. Isto tem um efeito na redução das exigências de ancoragem, uma vez que há menos ligação no sistema. Isto tem o potencial de permitir a realização de tratamentos que anteriormente exigiriam reforços de ancoragem, sem a necessidade de arnês, o que é inaceitável para a maioria dos doentes adultos.[86]

A outra vantagem desta baixa fricção é uma redução no tempo de tratamento de 4-7 meses, sem redução na qualidade do tratamento efectuado. Obviamente, esta redução do tempo de tratamento é muito atractiva para os adultos que podem estar conscientes das preocupações estéticas do uso de aparelhos.[90]

Anchorage absoluto

Creekmore e Eklund (1983)[91] foram os primeiros ortodontistas a sugerir que um pequeno parafuso metálico poderia suportar uma força constante de magnitude e duração suficientes para reposicionar toda uma dentição maxilar sem ficar solto, doloroso ou infetado. A utilização de implantes como auxiliar específico da mecânica do tratamento ortodôntico é um desenvolvimento recente, sendo esta forma de ancoragem conhecida de forma otimista como "Ancoragem Absoluta". O desenvolvimento destes sistemas permitiu ao ortodontista realizar movimentos dentários que anteriormente eram considerados impossíveis e permitir o tratamento de más oclusões que, no passado, necessitariam de tração extra-oral ou cirurgia para serem corrigidas. Isto é especialmente importante no tratamento de adultos, onde as dificuldades resultantes da falta de crescimento ou da falta de dentes teriam causado problemas na correção de mordidas profundas ou na obtenção de ancoragem.

Originalmente, os implantes dentários standard eram colocados como uma forma direta de ancoragem para utilização no tratamento ortodôntico antes de se tornarem o pilar permanente para a substituição de dentes protéticos. Nos últimos anos, foram desenvolvidas formas indirectas de ancoragem absoluta exclusivamente para utilização no tratamento ortodôntico, que podem ser removidas após a conclusão do tratamento. Estas são referidas como "Dispositivos de Ancoragem Temporária (DATs)" e incluem onplants, implantes palatinos, miniplacas e microparafusos.[78]

Implantação

O Onplant é um disco revestido a hidroxiapatite de 10 mm que assenta subperiostealmente na superfície óssea palatina e, como tal, não requer qualquer profundidade de osso, uma vez que se fixa através da integração na sua base (Figura 12.5). Requer um procedimento cirúrgico para ser colocado e uma segunda cirurgia para ser exposto após a integração, o que demora aproximadamente 10 semanas. É removido após o tratamento com uma osteotomia sob anestesia local.[92]

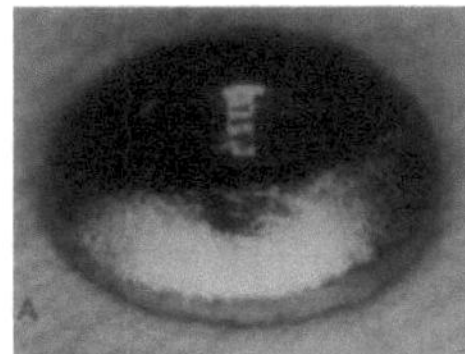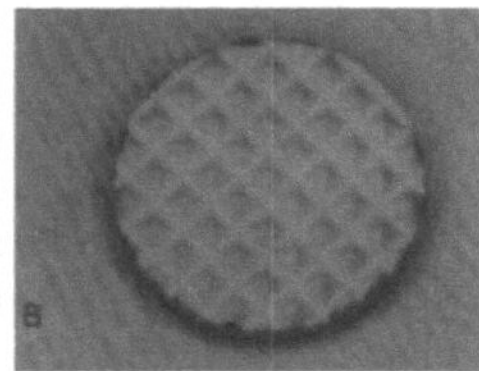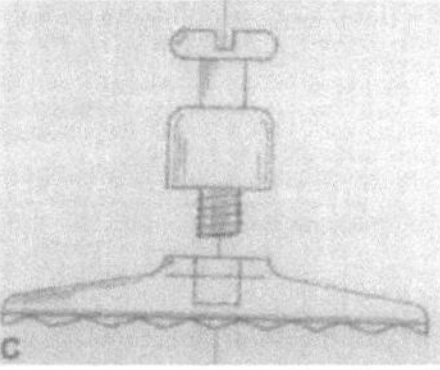

Figura 12.5: A, Superfície lisa superior com rosca interna para colocação do pilar transgengival. B, Superfície texturizada revestida a HA que é colocada contra o osso para biointegração. C, Implante com pilar concebido para receber um fio de 0,051 polegadas.

Implante palatino

Um implante palatino tem um desenho semelhante a um implante dentário normal, mas com uma altura reduzida de até 6 mm (Figura 12.6). São inseridos na área médio-sagital do palato e os níveis ósseos devem ser avaliados antes da colocação para evitar perfurações na cavidade nasal ou danos nos dentes adjacentes durante a colocação. É necessário um procedimento cirúrgico para a colocação, muitas vezes com um stent para ajudar na direção. Deve permitir-se a osseointegração durante, pelo menos, 6 semanas antes da carga e requer um procedimento cirúrgico para expor e remover após o tratamento (Figura 12.7).[93]

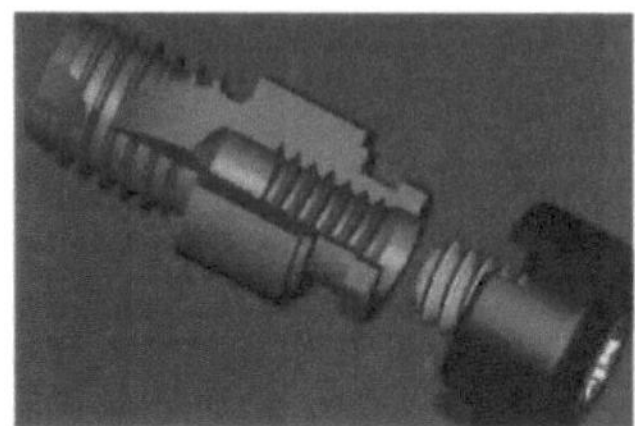

Figura 12.6: Sistema de ancoragem de implante ortodôntico com fixação, tampa de grampo e parafuso oclusal.

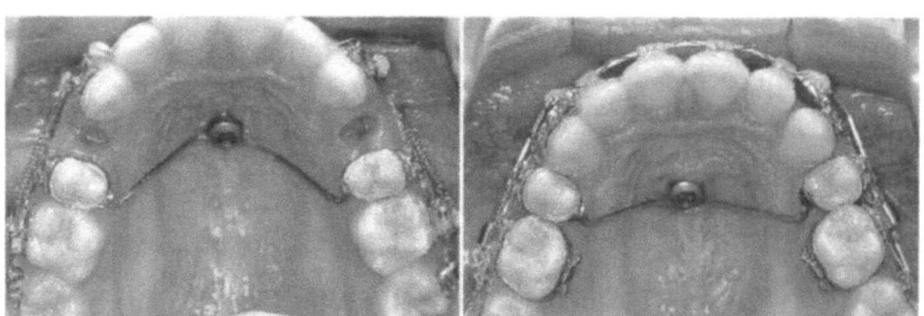

Figura 12.7: Dentes posteriores ancorados por implante através de TPA para fechamento de espaço

Mini-placa

As mini-placas são pequenas placas de titânio fixadas por parafusos ao osso cortical em ambos os maxilares. Podem ser colocadas bem longe das raízes dos dentes e oferecem muita versatilidade na posição e, com a utilização de braços de tração, a direção da força pode ser personalizada para ser aplicada diretamente nos dentes (Figura 12.8). Requerem um procedimento cirúrgico para serem colocados e removidos, mas, ao contrário dos implantes onplants e palatais, não são osseointegrados e, portanto, não precisam de ser expostos e podem ser carregados imediatamente.[94],[95]

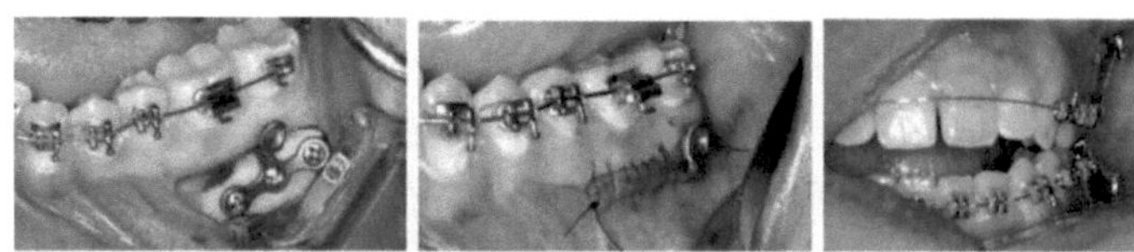

Figura 12.8: Procedimento cirúrgico para instalação de miniplacas (esquerda e centro); primeiros molares ancorados a miniplacas com ligaduras elastoméricas

(direita)

Micro-parafuso/ Mini-implante

Os micro-parafusos são feitos de titânio ou aço inoxidável cirúrgico e têm 12 mm de diâmetro e 4-9 mm de comprimento (Figura 12.9). Podem ser colocados em qualquer área do osso alveolar devido às suas pequenas dimensões e são inseridos diretamente através da mucosa sob anestesia local sem preparação dos tecidos moles. Por conseguinte, são muito menos invasivos do que os onplants, os implantes palatinos ou as mini-placas. Podem ser carregados imediatamente após a colocação, uma vez que não se osteointegram, e a sua remoção é registada como um simples desaparafusamento sob anestesia local.[96] Os mini-implantes podem ser utilizados para correcções nas dimensões antero-posterior (retração, protracção) e vertical (intrusão, extrusão) (Figura 12.10). 7[9]

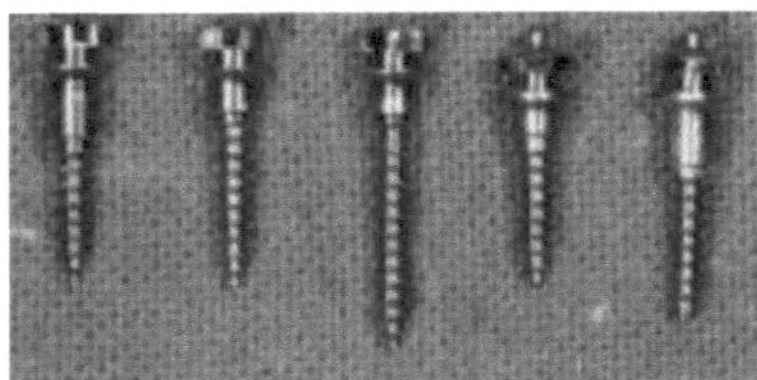

Figura 12.9: Mini-implantes ortodônticos

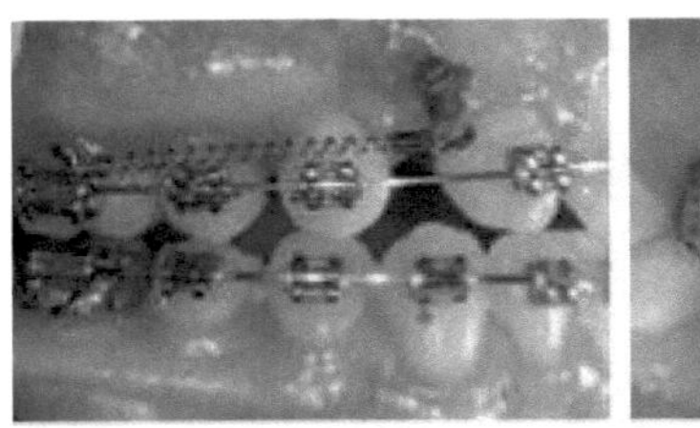

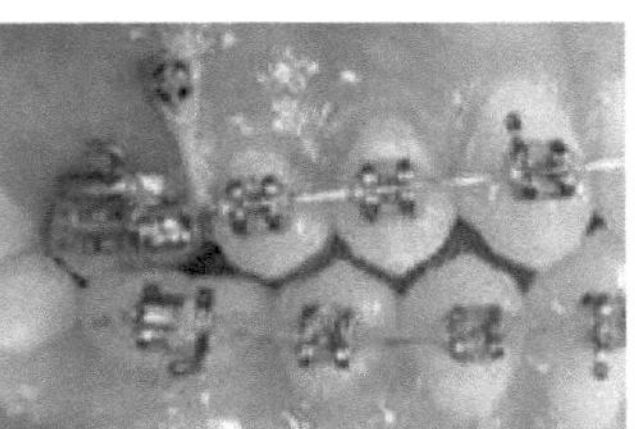

Figura 12.10: (Esquerda) Correção na dimensão ântero-posterior (protracção); e (Direita) vertical (intrusão).

Redução do esmalte interproximal

A redução do esmalte interproximal é uma alternativa à extração em casos de apinhamento ligeiro a moderado. A técnica de remoção do rotor de ar foi descrita pela primeira vez por Sheridan e é muito útil no armamento do ortodontista no tratamento de adultos. Os adultos procuram frequentemente um novo tratamento após imbricação dos incisivos inferiores e, se a oclusão posterior for estável, podem ser removidos 0,5 mm de esmalte das superfícies mesial e distal dos incisivos para criar 4 mm de espaço no segmento anterior. Pode ser efectuada uma maior redução do esmalte nos segmentos vestibulares (Figura 12.11).[78]

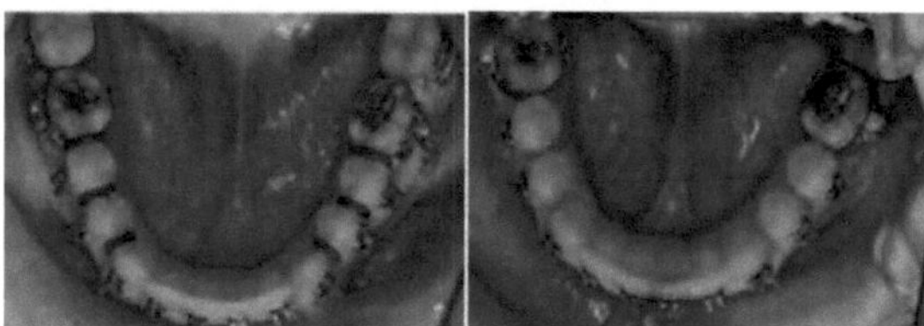

Figura 12.11: Separação dos dentes (esquerda) e espaço obtido (direita) após a redução interproximal

Melsen[22] refere-se à redução interproximal como "técnica de slenderização progressiva". Slenderizing refere-se à redução mecânica da camada de esmalte dentário interproximal, que é realizada para remodelar a área de contacto e diminuir o diâmetro mesiodistal dos dentes para facilitar o alinhamento. Em comparação com as extracções, a slenderização permite remover apenas a quantidade necessária de material dentário sem diminuir a dimensão vertical ou afetar negativamente o perfil através da retração dos incisivos, e também evita outros efeitos secundários associados ao encerramento de espaços.

Em comparação com a extração de dentes, a redução interproximal com rotor pneumático é mais precisa na criação de espaço e, como tal, não há espaços de extração em excesso para fechar, o que leva a uma redução da duração do tratamento, melhora a estética ao longo do tratamento e preserva a ancoragem, aspectos muito importantes no tratamento de adultos. Os problemas por vezes associados à redução interproximal podem estar relacionados com a quantidade de tempo consumido se tiverem de ser reduzidos muitos pontos de contacto para ganhar mais espaço e, por vezes, alguns pacientes podem não se sentir confortáveis com o procedimento.

A morfologia das superfícies mesial e distal dos dentes deve ser determinada para determinar a quantidade de redução que pode ser efectuada sem comprometer a saúde dentária ou a estética dos dentes. Os dentes quadrados com contactos longos e largos podem não ser adequados para redução, uma vez que podem resultar em saliências e pontos de contacto deficientes. Estudos radiográficos das superfícies proximais de molares e pré-molares, dois a cinco anos após a redução, não mostraram diferença estatística entre o grupo tratado e o não tratado na incidência de cáries e doença periodontal.[78]

CONCLUSÃO

A idade adulta não constitui uma contraindicação para o tratamento ortodôntico. A ortodontia pode contribuir para uma saúde oral óptima, eliminar traumatismos oclusais, prevenir o desenvolvimento de condições periodontais adversas e melhorar o bem-estar psicológico do paciente em qualquer idade. O tratamento ortodôntico dos adultos, embora tenha os mesmos objectivos básicos e a mesma biomecânica que o dos adolescentes, apresenta algumas diferenças importantes em relação ao tratamento convencional dos adolescentes, que devem ser cuidadosamente avaliadas.

As modificações biomecânicas feitas para acomodar o tratamento ortodôntico de dentições adultas são geralmente pequenas e aderem às leis básicas da física, conforme elas se aplicam à movimentação dentária ortodôntica. Algumas apresentações de adultos requerem mudanças na estratégia de tratamento do que seria empregado em pacientes adolescentes para alcançar objetivos semelhantes. Noutros casos, os próprios objectivos podem ter de ser modificados devido à falta de potencial de crescimento, a restrições de tratamento impostas pelo paciente ou à presença de múltiplos dentes em falta ou comprometidos. Ao planear o tratamento e a mecanoterapia, tendo em conta as circunstâncias individuais que podem afetar a resposta biológica do paciente ao tratamento, os objectivos realistas da ortodontia podem ser mutuamente reconhecidos e acordados tanto pelo profissional como pelo paciente, antes do início da terapia, resultando numa experiência imensamente gratificante.

REFERÊNCIAS

1. Khan RS, Horrocks EN. A study of adult orthodontic patients and their treatment (Um estudo de pacientes ortodônticos adultos e seu tratamento). *Br J Orthod.* 1991; 18(3):183-94.

2. Levitt HL. Ortodontia para adultos. *J Clin Orthod* 1971; 5(3): 130-55.

3. Sebbar M, Fatene N, Mabrak AE, Laslami N , Abidine Z, Bentahar Z. *Especificidades da Ortodontia de Adultos.* Em: Bourzgui F, editor. */ssues in Contemporary Orthodontics* [Internet]. Londres: IntechOpen; 2015 [citado 2022 Jul 18]. Disponível em: https://www.intechopen.com/chapters/48195 doi: 10.5772/59614.

4. Buttke TM, Proffit WR. Encaminhamento de pacientes adultos para tratamento ortodôntico. *J Am Dent Assoc.* 1999; 130(1):73-9.

5. Cedro MK, Moles DR, Hodges SJ. Ortodontia para adultos - quem está a fazer o quê? *J Orthod.* 2010; 37(2):107-17.

6. Goldstein MC. Ortodontia para adultos. *Am J Orthod.* 1953; 39(6):400-24.

7. Kingsley NW. Um tratado sobre deformidades orais como um ramo da cirurgia mecânica. 1880. Londres: H. K. Lewis.

8. §ar C, Arman-Ozçirpici A. Ortodontia de adultos. *Turk J Orthod* 2008; 21(2): 161-75.

9. Dewey M. Practical Orthodontia. 1919. Quarta edição revista. CV Mosby Company. São Luís

10. Salzman JA. Ortodontia na prática diária. 1974. J. B. Lippincott Company.

11. Oppenheim A. Resposta do tecido humano à intervenção ortodôntica de curta e longa duração. *Am J Orthod and Oral Surg.* 1942; 28(5):263-301.

12. Watson WG. Choque futuro e ortodontia de adultos. *Am J Orthod.* 1979; 76(5):577-80.

13. Thilander B. Indicações para o tratamento ortodôntico em adultos. *Eur J Orthod.* 1979; 1(4):227-41.

14. Christensen L, Luther F. Adultos que procuram tratamento ortodôntico: expectativas, questões periodontais e de DTM. *Br Dent J.* 2015; 218(3):111-7.

15. Lee R, Hwang S, Lim H, Cha JY, Kim KH, Chung CJ. Satisfação com o tratamento e seus fatores de influência entre pacientes ortodônticos adultos. *Am J Orthod Dentofacial Orthop.* 2018; 153(6):808-17.

16. McMorrow SM, Millett DT. Adult orthodontics: a quality assessment of Internet information. *J Orthod.* 2016; 43(3):186-92.

17. Chow L, Goonewardene MS, Cook R, Firth MJ. Retratamento ortodôntico em adultos: Um levantamento do perfil dos pacientes e falhas no tratamento original. *Am J Orthod Dentofacial Orthop.* 2020; 158(3):371-382.

18. Graber TM, Vanarsdall RL. Orthodontics: Princípios e técnicas actuais. 2000. Terceira edição. Mosby Inc., St Louis.

19. Barrer HG. O paciente ortodôntico adulto. *Am J Orthod* 1977; 72(6):617-40.

20. Ackerman JL. O desafio da ortodontia para adultos. *J Clin Orthod.* 1978; 12(1):43-7.

21. Proffit WR. Ortodontia Contemporânea. 2000. Quarta edição. St Louis, MO: Mosby.

22. Melsen B. Ortodontia para adultos. 2012. Primeira edição. Wiley Blackwell, Sussex.

23. Melsen B, Agerbaek N. A ortodontia como adjuvante da reabilitação. *Periodontol* 2000; 4:148-59.

24. Parfitt AM, Mathews CH, Villanueva AR, Kleerekoper M, Frame B, Rao DS. Relationships between surface, volume, and thickness of iliac trabecular bone in aging and in osteoporosis. Implicações para os mecanismos microanatómicos e celulares da perda óssea. *J Clin Invest* 1983; 72:1396-1409.

25. Tallgren A, Solow B. Diferenças de idade nas alturas dentoalveolares dos adultos. *Eur J Orthod* 1991; 13:149-56.

26. Reich U, Dannhauer KH. Morfologia craniofacial de pacientes não tratados ortodonticamente que vivem na Saxónia, Alemanha. *J Orofac Orthop1996*; 57:246-58.

27. Driscoll-Gilliland J, Buschang PH, Behrents RG. Uma avaliação do crescimento e estabilidade em indivíduos não tratados e tratados. *Am J Orthod Dentofacial Orthop* 2001; 120:588-97.

28. Shei O, Waerhaug J, Lovdal A, Arnulf A. Perda óssea alveolar relacionada com a higiene oral e a idade. *J Periodontol* 1959; 26:7-16.

29. Glickman I, Smulow JB. Efeito de forças oclusais excessivas sobre o percurso da inflamação gengival em humanos. *J Periodontol* 1965; 36:141-47.

30. Bishara SE. Livro-texto de Ortodontia. 2001. Primeira edição. WB Saunders Company, Philadelphia.

31. Graber TM, Swain BF. Orthodontics: Current Principles and Techniques 1985. Terceira Edição. CV Mosby Company, St. Louis.

32. Baumrind S, Frantz RC. A fiabilidade das medições da película da cabeça. *Am J Orthod* 1971; 60(2):111-27.

33. Graber LW, Vanarsdall RL, Vig KWL. Ortodontia: Princípios e técnicas actuais. 2012. Quinta edição. Elsevier Mosby Inc., Filadélfia.

34. Laura M. Uma Introdução à Ortodontia. 2001. Segunda Edição. Oxford University Press, Nova Iorque.

35. Moyers RE. Handbook of Orthodontics. 1988. Quarta edição. Year Book Medical Publishers Inc, Chicago.

36. Cobourne MT, DiBiase AT. Manual de Ortodontia. 2010. Primeira edição. Mosby Elsevier Ltd, Londres.

37. Bousaba S, Siciliano S, Delatte M, Faes J, Reychler H, Indicações para a cirurgia ortognática, as limitações da ortodontia e da cirurgia. *Rev Belge Med Dent* 1984; 57(1):9-23.

38. Johal A, Joury E. Que factores predizem a aceitação do tratamento ortodôntico entre os adultos? *Am J Orthod Dentofacial Orthop.* 2015; 147:704-10.

39. Buschang PH, Campbell PM, Ruso S. Acelerar o movimento dentário com corticotomias: é possível e desejável? *Semin Orthod* 2012; 18:286-94.

40. Mathews DP, Kokich VG. Aceleração da movimentação dentária: O caso contra a ortodontia induzida por corticotomia. *Am J Orthod Dentofacial Orthop* 2013; 144:4-13.

41. Adusumilli S, Yalamanchi L, Yalamanchili PS. Ortodontia osteogénica acelerada periodontalmente: Uma abordagem interdisciplinar para uma terapia ortodôntica mais rápida. *J Pharm Bioallied Sci* 2014; 1: 2-5.

42. Wilcko WM, Wilcko MT, Bouquot JE, Ferguson DJ. Ortodontia rápida com remodelação alveolar: dois relatos de casos de decrowding. *Int J Periodontics Restorative Dent.* 2001 ; 21:9-19.

43. Frost HM. O fenómeno de aceleração regional: Uma revisão. *Jornal Médico do Hospital Henry Ford.* 1983; 31(1):3-9.

44. Dibart S, Sebaoun JD, Surmenian J. Piezocision: Um procedimento de movimentação dentária ortodôntica minimamente invasivo e periodontalmente acelerado. Compend *Contin Educ Dent* 2009; 30:342-4.

45. Dibart, S., Sebaoun, J. D. e Surmenian, J. Piezocision: um procedimento de movimentação dentária ortodôntica minimamente invasivo e periodontalmente acelerado. *Cirurgia óssea prática em Periodontia e Implantologia* 2011; 195201.

46. Alikhani M, Raptis M, Zoldan B, Sangsuwon C, Lee YB, Alyami B, *et al.* Efeito das micro osteoperfurações na taxa de movimentação dentária. *Am J Orthod Dentofacial Orthop* 2013; 144:639-48.

47. Nishimura M, Chiba M, Ohashi T, Sato M, Shimizu Y, et al. Ativação do tecido periodontal por vibração: a estimulação intermitente por vibração de ressonância acelera o movimento dentário experimental em ratos. *Am J Orthod Dentofacial Orthop.2008;* 133: 572-83.

48. Pavlin D, Anthony R, Raj V, Gakunga PT. A carga cíclica (vibração) acelera a movimentação dentária em pacientes ortodônticos: Um

estudo duplo-cego, randomizado e controlado. *Sem Orthod2015*; 21:187-94.

49. Leethanakul C, Suamphan S, Jitpukdeebodintra S, Thongudomporn U, Charoemratrote C. A estimulação vibratória aumenta a secreção de interleucina-1 beta durante o movimento dentário ortodôntico. *Angle Orthod* 2016; 86: 74-80.

50. Fujita S, Yamaguchi M, Utsunomiya T, Yamamoto H, Kasai K. O laser de baixa energia estimula a velocidade de movimentação dentária através da expressão de RANK e RANKL. *Orthod Craniofac Res.* 2008; 11:143-55.

51. Kawasaki K, Shimizu N. Effects of low-energy laser irradiation on bone remodeling during experimental tooth movement in rats. *Lasers Surg Med.* 2000; 26: 282-91.

52. Limpanichkul W, Godfrey K, Srisuk N, Rattanayatikul C. Effects of low-level laser therapy on the rate of orthodontic tooth movement. *Orthod Craniofac Res.* 2006; 9: 38-43.

53. Youssef M, Ashkar S, Hamade E, Gutknecht N, Lampert F, et al. O efeito da terapia laser de baixa intensidade durante o movimento ortodôntico: um estudo preliminar. *Lasers Med Sci.* 2008; 23: 27-33.

54. Doshi Mehta G, Bhad Patil WA. Eficácia da terapia laser de baixa intensidade na redução do tempo de tratamento e da dor ortodôntica: uma investigação clínica. *Am J Orthod Dentofacial Orthop.* 2012; 141:289-97.

55. Genc G, Kocadereli I, Tasar F, Kilinc K, El S, et al. Efeito da terapia laser de baixa intensidade (LLLT) no movimento dentário ortodôntico. *Lasers Med Sci* 2013; 28: 417.

56. Cruz DR, Kohara EK, Ribeiro MS, Weer NU. Efeitos da laserterapia de baixa intensidade na velocidade de movimentação ortodôntica de

dentes humanos: Um estudo preliminar. *Lasers Surg Med* 2004; 35:117-20.

57. Yamasaki K, Miura F, Suda T. Prostaglandin as a mediator of bone resorption induced by experimental tooth movement in rats. *J Dent Res.* 1980; 59: 163542.

58. Yamasaki K, Shibata Y, Fukuhara T. The effect of prostaglandins on experimental tooth movement in monkeys (Macaca fuscata). *J Dent Res.* 1982; 61: 1444-46.

59. Soma S, Iwamoto M, Higuchi Y, Kurisu K. Efeitos da infusão contínua de PTH na movimentação dentária experimental em ratos. *J Bone Miner Res* 1999; 14: 546-54.

60. Soma S, Matsumoto S, Higuchi Y, Takano-Yamamoto T, Yamashita K, et al. A aplicação local e crónica de PTH acelera o movimento dentário em ratos. *J Dent Res* 2000; 79: 1717-24.

61. Collins MK, Sinclair PM. O uso local de vitamina D para aumentar a taxa de movimentação dentária ortodôntica. *Am J Orthod Dentofacial Orthop* 1988; 94: 278
8 4.

62. Kale S, Kocadereli I, Atilla P, Asan E. Comparação dos efeitos do 1,25 dihidroxicolecalciferol e da prostaglandina E2 no movimento dentário ortodôntico. *Am J Orthod Dentofacial Orthop* 2004; 125: 607-14.

63. McGorray SP, Dolce C, Kramer S, Stewart D, Wheeler TT. Um ensaio clínico aleatório, controlado por placebo, sobre os efeitos da relaxina humana recombinante no movimento dentário e na estabilidade a curto prazo. *Am J Orthod Dentofacial Orthop* 2012; 141:196-203.

64. Harris EF, Behrents RG. A estabilidade intrínseca da relação molar de Classe I: um estudo longitudinal de casos não tratados. *Am J Orthod Dentofacial Orthop.* 1988; 94(1):63-7.

65. Edwards JG. Um procedimento cirúrgico para eliminar a recidiva rotacional. *Am J Orthod Dentofacial Orthop* 1970; 57: 35-46.

6 6.Subhiksha KC, Saravanan D, Sabapthy D. Limitations of adult

orthodontics-A review. *Eu J MolClin Med.* 2020; 7(4):1737-41.

67. Nattrass C, Sandy JR. Ortodontia para adultos - Uma revisão. *Br J Orthod* 1995; 22(4):331-7.

68. Llambés F, Arias-Herrera S, Caffesse R. Relação entre diabetes e infeção periodontal. *World J Diabetes.* 2015; 6(7):927-35.

69. Proffit WR. A teoria do equilíbrio revisitada: Factores que influenciam a posição dos dentes. *Angle Orthod.* 1978; 48(3):175-86.

70. Almuzian M, Gardner A. Ortodontia para adultos Parte 1: Considerações especiais no tratamento. *Ortho Update.* 2014; 7(3):89-92.

71. Sabri R. Multidisciplinary management of permanent first molar extractions (Gestão multidisciplinar de extracções de primeiros molares permanentes). *Am J Orthod Dentofacial Orthop.* 2021 ; 159(5):682-92.

72. McNamara JA, Seligman DA, Okeson JP. Oclusão, tratamento ortodôntico e desordens temporomandibulares: Uma revisão. *J Orofacial Pain.* 1995; 9(1):73- 90.

73. Moresca R. Tempo de tratamento ortodôntico: Pode ser encurtado? *Dental Press J Orthod.* 2018; 23(6):90-105.

74. Dyer GS, Harris EF, Vaden JL. Efeitos da idade no tratamento ortodôntico: Adolescentes em contraste com adultos. *Am J Orthod Dentofacial Orthop.* 1991; 100(6):523-30.

75. Bondemark L. Long-term stability of orthodontic treatment and patient satisfaction (Estabilidade a longo prazo do tratamento ortodôntico e satisfação do paciente): Uma revisão sistemática. *Angle Orthod.* 2007; 77(1):181-91.

76. Meeran NA, Madhuri MF, Parveen J. O âmbito e as limitações da ortodontia para adultos. *Indian J Multidiscip Dent.* 2011; 2(1):383-87.

77. Tarraf NE. O paciente ortodôntico adulto: Mais opções do que nunca! *Dentistry* 2015; 5:278.

78. Scott P, Fleming P, DiBiase A. Uma atualização em ortodontia para adultos. *Dent Update.* 2007; 34(7):427-38.

79. Grauer D, Proffit WR. Precisão no posicionamento dos dentes com um aparelho ortodôntico lingual totalmente personalizado. *Am J Orthod Dentofacial Orthop. 2011;* 140:433-43.

80. Pauls HJ. Ortodontia lingual com cirurgia ortognática num caso grave de Classe II divisão 2. *J Orofac Orthop.* 2008; 69:135-45.

81. Wiechmann D, Schwestka-Polly R, Hohoff A. Aparelho de Herbst em ortodontia lingual. *Am J Orthod Dentofacial Orthop.* 2008; 134:439-46.

82. Vicens J, Russo A. Utilização comparativa do Invisalign por ortodontistas e médicos de clínica geral. *Angle Orthod.* 2010; 80: 425-34.

83. Joffe L. Invisalign: experiências iniciais. *J Orthod.* 2003; 30(4):348-52.

84. Sims AP, Waters NE, Birnie DJ, Pethybridge RJ. Uma comparação das forças necessárias para produzir movimento dentário in vitro usando dois braquetes autoligáveis e um braquete pré-ajustado empregando dois tipos de ligadura. *Eur J Orthod.* 1993; 15(5):377-85.

85. Taloumis LJ, Smith TM, Hondrum SO, Lorton L. Decaimento da força e deformação de ligaduras elastoméricas ortodônticas. *Am J Orthod Dentofacial Orthop.* 1997; 111(1):1-11.

86. Shivapuja PK, Berger J. Um estudo comparativo dos sistemas de braquetes de ligadura convencional e de ligadura automática. *Am J Orthod Dentofacial Orthop.* 1994; 106(5):472-80.

87. Forsberg CM, Brattstrom V, Malmberg E, Nord CE. Fios de ligadura e anéis elastoméricos: dois métodos de ligadura, e a sua associação com a colonização microbiana de Streptococcus mutans e lactobacilos. *Eur J Orthod.* 1991; 13(5):416-20.

88. Pizzoni L, Ravnholt G, Melsen B. Forças de fricção relacionadas com os brackets autoligáveis. *Eur J Orthod.* 1998; 20(3):283-91.

89. Harradine NW. Braquetes autoligáveis: onde estamos agora? *J Orthod.* 2003; 30(3):262-73.

90. Harradine NW. Braquetes autoligáveis e eficiência do tratamento. *Clin Orthod Res.* 2001; 4(4):220-27.

91. Creekmore TD, Eklund MK. A possibilidade de ancoragem esquelética. *J Clin Orthod.* 1983; 17(4):266-69.

92. Block MS, Hoffman DR. Um novo dispositivo para ancoragem absoluta em ortodontia. *Am J Orthod Dentofacial Orthop.* 1995; 107(3):251-58.

93. Wehrbein H, Merz BR, Diedrich P, Glatzmaier J. A utilização de implantes palatinos para ancoragem ortodôntica. Desenho e aplicação clínica do orthosystem. *Clin Oral Implants Res.* 1996; 7(4):410-16.

94. Umemori M, Sugawara J, Mitani H, Nagasaka H, Kawamura H. Sistema de ancoragem esquelética para correção de mordida aberta. *Am J Orthod Dentofacial Orthop.* 1999; 115(2):166-74.

95. Sousa RLDS, Ertty E, Portes MIP, Meloti F, Cardoso MA. Ancoragem de miniplaca para correção de mordida aberta anterior esquelética num adulto. *J Clin Orthod.* 2021; 55(3):175-84.

96. Melsen B. Mini-Implantes: Onde é que estamos? *J Clin Orthod.* 2005; 39(9):539-47.

97. Baumgaertel S, Razavi MR, Hans MG. Ancoragem de mini-implantes para o profissional de ortodontia. *Am J Orthod Dentofacial Orthop.* 2008; 133(4):621- 27.

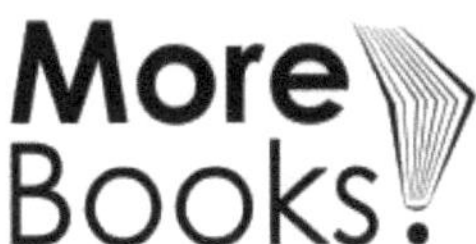

I want morebooks!

Buy your books fast and straightforward online - at one of world's fastest growing online book stores! Environmentally sound due to Print-on-Demand technologies.

Buy your books online at
www.morebooks.shop

Compre os seus livros mais rápido e diretamente na internet, em uma das livrarias on-line com o maior crescimento no mundo! Produção que protege o meio ambiente através das tecnologias de impressão sob demanda.

Compre os seus livros on-line em
www.morebooks.shop

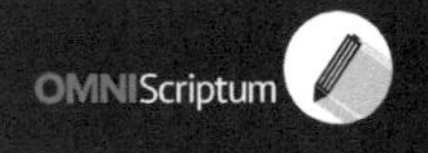

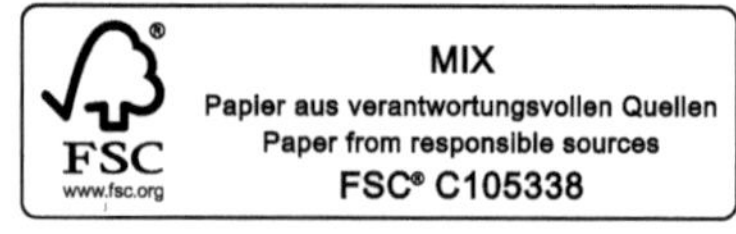

Printed by Books on Demand GmbH, Norderstedt / Germany